父母必读 养育系列图书

崔玉涛
谈自然养育
绕得开的食物过敏

崔玉涛 著

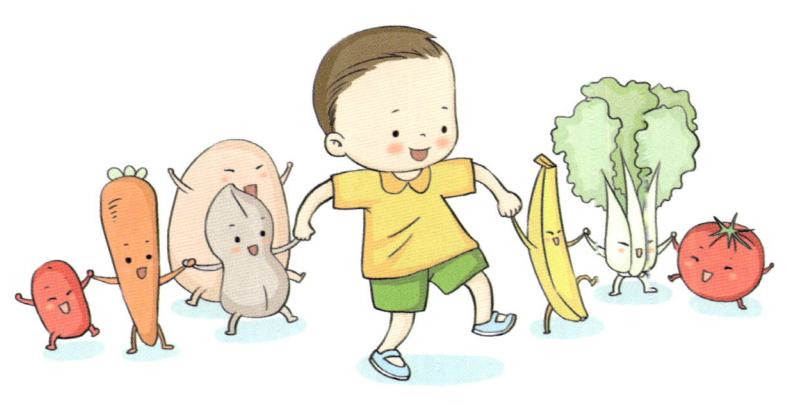

北京出版集团公司
北京出版社

图书在版编目（CIP）数据

绕得开的食物过敏 ／ 崔玉涛著． — 北京 ： 北京出版社，2016.9（2025.3重印）
（崔玉涛谈自然养育）
ISBN 978-7-200-12468-2

Ⅰ．①绕… Ⅱ．①崔… Ⅲ．①婴幼儿 — 食物过敏 — 防治 Ⅳ．① R725.993.1

中国版本图书馆CIP数据核字（2016）第207718号

崔玉涛谈自然养育
绕得开的食物过敏
RAO DE KAI DE SHIWU GUOMIN
崔玉涛 著

*

北 京 出 版 集 团
北 京 出 版 社　出版
（北京北三环中路6号）
邮政编码：100120

网　　址：www.bph.com.cn

北 京 出 版 集 团 总 发 行
新 华 书 店 经 销
北 京 华 联 印 刷 有 限 公 司 印 刷

*

720毫米×1000毫米　16开本　10.25印张　90千字
2016年9月第1版　2025年3月第3次印刷
ISBN 978-7-200-12468-2
定价：32.00元
如有印装质量问题，由本社负责调换
质量监督电话：010-58572393

序言

从医近30年，坚持医学科普宣教也有16个年头了。回想起这些年的临床工作和科普宣教，发现家长对孩子的养育不仅是越来越重视，而且越来越理智。为此，现今的医学科普不仅应该告诉家长一些我们医生认为适宜的结论性知识，更应该给他们讲述儿童生长发育的生理和疾病发生、发展的基本过程，这样才能使越来越理智的家长们正确对待儿童的健康和疾病。

基于这些，产生了继续写书的冲动。试图通过介绍儿童生长发育生理、疾病的基本过程，加上众多的实际案例，与家长一起了解、探索儿童的健康世界。儿童的健康不仅包括身体健康，也包括心理健康。而医学不仅是科学，又是艺术。如何用科学+艺术的医学思维，让发育过程中的儿童获得身心健康，是现代儿童工作者的努力方向。

本套图书试图从生长发育、饮食起居、健康疾病等范畴，从婴儿刚一出生至青少年这人生最为特殊的维度，通过一些基础理论和众多案例与家长及所有儿童工作者一起探索自然养育。

自然养育的基础首先应该全面了解儿童，而每个儿童都是个性化儿童。如何利用公共的健康知识指导个性化儿童的成长？自己的孩子与邻家的孩子有太多不同，该如何借鉴别人的经验？这是众多家长的疑惑，也是很多儿童工作者的工作重心。如果能够通过众多案例向家长和儿童工作者全面介绍儿童的发育、发展规律，以及利用社会公认的方法正确评估个性儿童的发展，会有利于真正全面了解成长中的个性儿童。只有全面了解了个性儿童，自然就会给予恰当的指导，这就应该是自然养育。

本套图书共12册，已出版的《崔玉涛谈自然养育 理解生长的奥秘》和《崔玉涛谈自然养育 看得见的发育》两册图书，全面介绍以及如何详尽评估婴幼儿的生长和发育，本书从介绍母乳喂养，婴儿出生后的第一口食物开始，详尽阐述母乳喂养过程对婴儿免疫功能发育的影响；对比了解配方粉的劣势；冷静认识辅食添加的时机和种类。本书竭力想使读者了解，整个喂养进展过程充实于婴幼儿对食物接受情况；食物本身超越营养的功能作用，接着落定于食物不耐受或食物过敏产生的基础，以及如何正确认识食物过敏；如何诊断及治疗；然后展示出预防食物过敏的可能性和实施方法；最终希望达到所有婴儿从出生开始尽可能得到优质营养，并在此前提下积极预防食物过敏。本书延续前两册的风格，尽可能通过实际案例、图示等易于理解的方式，帮助读者了解过敏、探寻过敏，最终有意识地预防过敏。

在此，感谢15年来父母必读杂志社诸位朋友一如既往的支持。从2002年1月到今天，从《父母必读》杂志每月1期的"崔玉涛大夫诊室"专栏，到《0~12个月宝贝健康从头到脚》，又到《崔玉涛：宝贝健康公开课》，再到现在出版的《崔玉涛谈自然养育 绕得开的食物过敏》，一路的支持与帮助，为我坚定医学科普之路提供了强大的助力。

还要感谢所有支持我的家长、医学同道和我的家人，感谢你们无私和真诚的帮助！

2016年9月1日于北京

导图

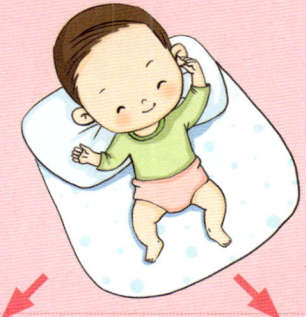

吸吮阶段

母乳
- 母乳是宝宝出生以后最适合的食物。
- 第一口喝的是母乳,可帮助宝宝的肠道菌群尽早建立,有效预防过敏的发生。

配方粉
- 第一口喝的是配方粉,会增加食物过敏的可能。
- 吸吮不好,可能是牛奶蛋白过敏。

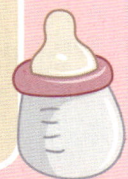

辅食
- 从家人常吃的食物中选择适合宝宝吃的作为辅食原料,可以减少食物过敏的发生。
- 拒吃,不吞咽,可能与过敏有关。

咀嚼阶段

接受　不接受

食物不耐受

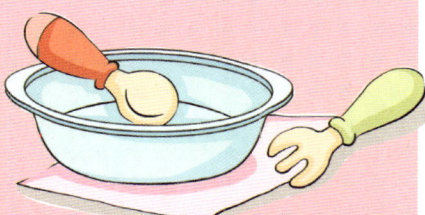

食物过敏
是什么导致孩子出现食物过敏?
- 和孩子的生理特点有关
- 配方粉加得太早
- 消毒剂用得太频繁
- 抗生素用得太随意
- 食物选择不当
- 与生活方式有关

过敏的预防从出生开始

- 纯母乳喂养
  循序渐进,理性选择食物

- 满六个月后添加辅食
  健康生活方式和喂养方式

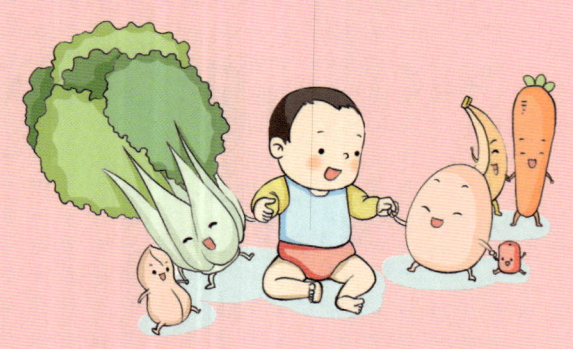

- 孩子出生后,家长就要面对孩子吃什么,如何喂养的问题,而孩子的饮食习惯、家长喂养的方式,这些看似与食物过敏无关的事情,其实都与孩子会不会出现食物过敏息息相关。

- 孩子第一口吃的是母乳,比第一口吃的是配方粉出现食物过敏的可能性要小很多。

- 何时给孩子添加辅食、辅食的种类如何选择,都关系到孩子是否能顺利接受食物,是否会出现食物过敏。

- 发现孩子不爱吸吮配方粉,不嚼、不咽辅食,要想到可能是食物过敏了。

- 食物过敏是可以预防的,而预防,要从孩子出生后第一口奶开始。用自然的方式纯母乳喂养,是最积极预防食物过敏的方式。

目录

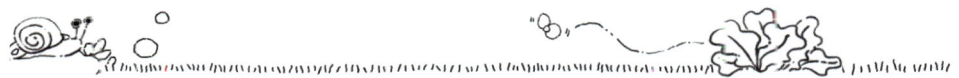

第一章 食物 随生长发育而变化   1

母乳，为新生宝宝而准备   2
    新生宝宝的两大神奇变化   2
    最适合新生宝宝的食物：母乳   4
    母乳够不够，看生长曲线   5

婴儿配方粉，无奈的选择   7
    无法纯母乳喂养时，首选婴儿配方粉   7
    什么情况下选择婴儿配方粉   8

辅食，从泥糊状食物开始   10
    开始体验和适应多样化食物   10
    泥糊状食物，辅食第一站   12

从块状食物向成人食物过渡   14
    添加块状食物，辅食第二站   14
    不要过早吃成人食物   16

辅食吃得如何，用生长来衡量   17
    吞咽好，消化好，说明吃得好   17

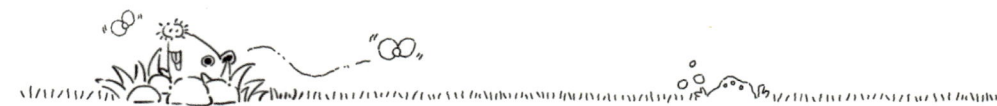

长得好，说明吃得好	18

第二章　喂养方式　随成长而改变　19

孩子天生会吸吮　20
　　吸吮能力会慢慢退化　20
　　拒绝吸吮，因为身体拒绝接受　21
吞咽不好，找找原因　22
　　不愿吞咽，不爱吃还是过敏　22
咀嚼，需要学习　24
　　教他学会咀嚼　24
　　不爱嚼，可能与食物过敏有关　26
辅食的选择　27
　　离家庭最近的味道　27
　　自制辅食降低过敏可能性　28
　　让孩子接受本土的口味　29
　　饮食习惯从小培养　30

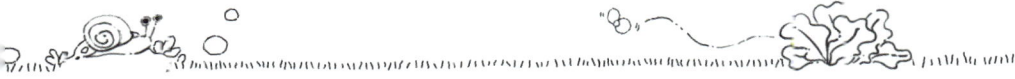

第三章 食物 也有接受度   31
食物的接受与不接受   32
    食物的接受和不接受是什么   32
    食物接受不接受，用生长来判断   34
说说食物不耐受   35
    食物不耐受，吃得越多，反应越厉害   35
    乳糖不耐受   36
什么是食物过敏   38
    过敏是种"流行病"   38
    食物过敏还是食物变质   40
区分食物不耐受和食物过敏   41
    食物不耐受与食物过敏的3个不同   41

第四章 食物过敏 隐藏在生活里   43
最常见的过敏：食物过敏   44
    食物过敏，不是食物的错   44

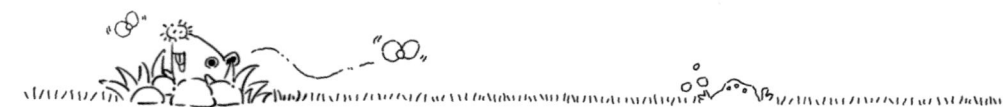

食物过敏的行程 　　　　　　　　　　45
　　食物过敏是如何发生的 　　　　　45
　　隐蔽的致敏，现身的过敏 　　　　50

食物过敏的表现 　　　　　　　　　52
　　食物过敏什么样 　　　　　　　　52
　　过敏表现会在72小时内出现 　　　54

为什么过敏的孩子越来越多 　　　　56
　　与孩子的生理特点有关 　　　　　56
　　配方粉加得太早 　　　　　　　　58
　　消毒剂用得太多 　　　　　　　　62
　　抗生素用得太随意 　　　　　　　64
　　喜新厌旧太彻底 　　　　　　　　66
　　接受食物无原则，拒绝食物没商量 68
　　生活方式的影响超越遗传基因 　　70

常见的食物过敏问题 　　　　　　　71
　　嘴唇肿胀，立即停吃 　　　　　　71

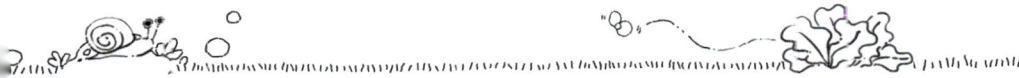

父母过敏的食物晚些加	72
混合辅食如何吃	74
小心食物里的添加剂	75
喝配方粉起红疹，换品牌无用	77
换水解蛋白配方粉需要慢慢过渡	78

第五章　食物过敏　从识别到预防　79

怎么知道孩子食物过敏了　80

过敏原检测，不是所有孩子都适合	80
食物过敏诊断的金标准	82
氨基酸配方粉可以诊断牛奶过敏	84
食物记录表追踪过敏食物	85

躲避疗法，治疗食物过敏的关键　86

完全躲避至少半年	86
牛奶蛋白过敏，如何保证营养	88
特殊配方粉过渡到普通配方粉	90

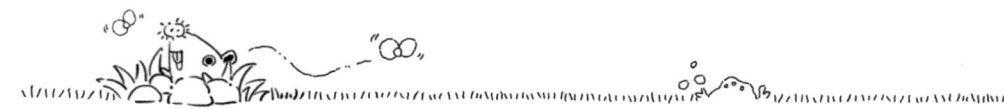

抗过敏药，治标不治本	**92**
抗过敏药是"割草"，不是"拔草"	92
湿疹，不同程度，不同治疗	94
激素治疗，不怕，不躲	96
益生菌治疗，从源头杜绝过敏	**98**
让B细胞更"关注"抗感染	98
躲避过敏原＋补充益生菌，效果才最好	101
B细胞的天平应该是倾斜的	103
益生菌：用活菌，用足时间	106
含益生菌的配方粉没有治疗作用	107
服用益生菌有讲究	108
预防过敏如何做	**109**
母乳喂养是最积极的预防	109
让母乳喂养回归自然	111
不做洁癖家长	113
越近的食物越安全	115

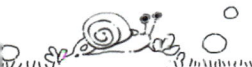
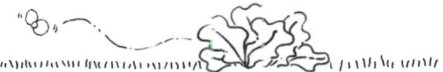

引导孩子耐受食物	117
按时给孩子添加各种辅食	118

第六章　食物过敏　热点问题　　　121

孕期不吃易过敏的食物，可以预防宝宝过敏吗	122
母乳没下来之前怎么喂宝宝	123
为什么喝母乳的宝宝也会长湿疹	124
宝宝是母乳喂养，为什么会出现牛奶蛋白过敏	126
拒喝配方粉是牛奶过敏吗	128
为什么过敏宝宝喝部分水解蛋白配方粉会拉肚子	129
羊奶比牛奶不容易过敏吗	130
鲜牛奶比配方粉更容易过敏吗	131
哺乳妈妈吃鸡蛋会增加宝宝过敏的风险吗	132
宝宝对大豆过敏，哺乳妈妈还可以吃大豆吗	133
添加新食物时，可以吃以前吃过的食物吗	134
妈妈过敏了，还能喂母乳吗	135

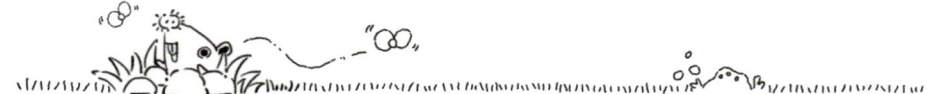

为什么停吃鸡蛋后过敏症状仍没有缓解	136
怎么知道腹泻、便秘是过敏引起的	137
湿疹好了，为什么还挠头	138
湿疹都是过敏引起的吗	139
宝宝经常长痱子，和过敏有关系吗	140
过敏的宝宝是不是免疫力比较差	142
父母不过敏，为什么孩子会过敏	144
增强体质、强身健体可以预防过敏吗	145
1岁以后就不容易食物过敏了吗	146

后记   **149**

第一章

食物
随生长发育而变化

从孩子降生开始，吃就成了他生活中的一件大事，生长发育所需要的全部营养要靠吃来满足。伴随着他的成长，食物的种类也在发生变化。

父母要顺应孩子生长发育的自然规律，给他最适合的、最容易接受的食物，避免食物过敏影响孩子的生长和健康。

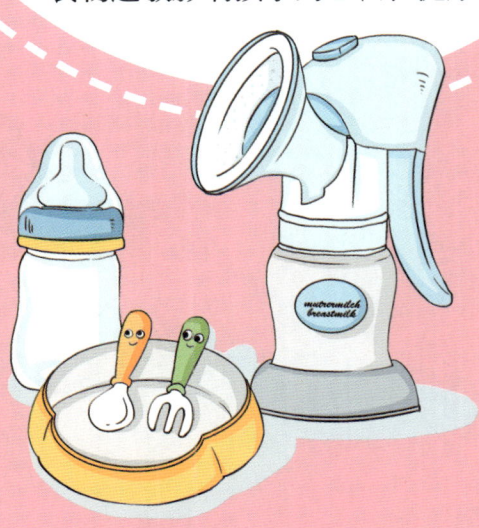

母乳，为新生宝宝而准备

新生宝宝的两大神奇变化

丽丽生了个可爱的宝宝，从此晋升为新妈妈了。抱着刚出生的宝宝，丽丽兴奋之余，不免又有些担心：怀孕的时候，只要我自己吃好了，就可以给宝宝提供充足、均衡的营养，现在宝宝出生了，我该怎么给他吃才能保证他可以长得好呢？

从胎儿到婴儿，这不仅是一个称谓的变化，更表明一个小生命来到了世上，经历了不同的环境转变，正式成为一个婴儿，从此，他将开始一段新的成长旅程。

孩子刚一出生便会产生两大神奇的变化。

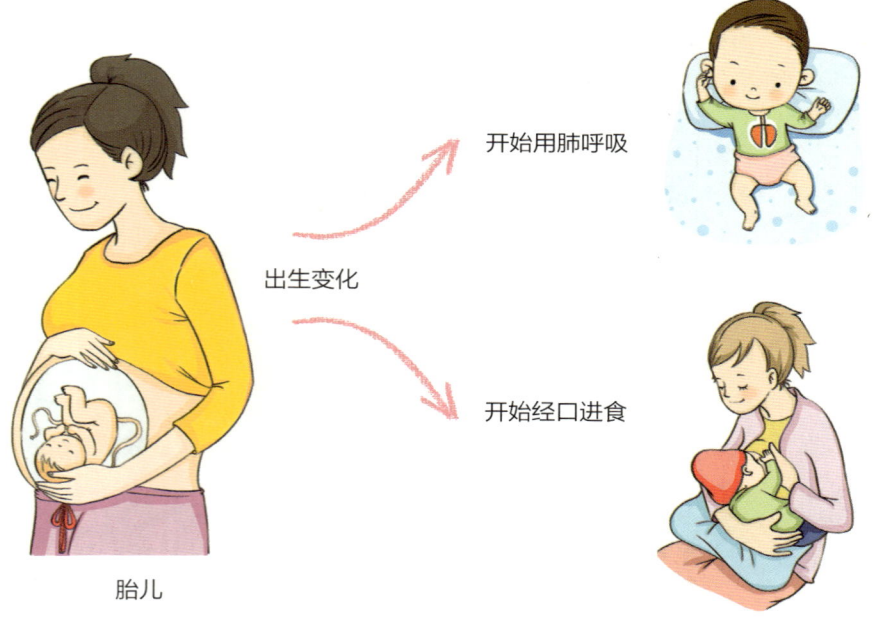

胎儿 → 出生变化 → 开始用肺呼吸 / 开始经口进食

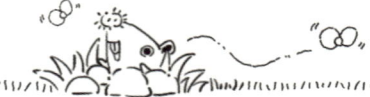

第一大变化：开始用肺呼吸

胎儿在妈妈肚子里的时候，因为胎儿肺里充满了液体，没有空气，所以孩子在妈妈肚子里的时候是不用呼吸的，他的肺泡处于关闭状态，这个时候肺还没有开始工作。

孩子一出生，随着他发出第一声啼哭，空气开始进入孩子的肺部。肺泡张开，充满了空气，就像源源不断的水注入了一条干涸的河流，这时，肺部就开始工作了，而孩子从胎儿到婴儿的一个神奇变化也随之出现：小生命开始用肺呼吸了。

第二大变化：开始经口进食

胎儿没出生时，他是通过妈妈的脐带获得营养的，脐带像孩子和妈妈之间的一条纽带，可以提供生长发育所需要的全部营养，这时他的嘴还不必用来完成进食工作，大多时间是闲着的。当然，闲着没事的时候，他也会吞吞羊水、吃吃小手。

孩子出生后，剪断了脐带，营养来源也被切断了，没有了脐带供给营养，他今后生长发育所需要的营养都需要通过小嘴进食来获得，这段时间他的小嘴可就忙起来了，一天要吃好多次。所以，对于孩子来说，吃是一件大事。他吃得好不好，消化吸收得怎么样，直接关系到他能不能获得充足而全面的营养，这是保证他正常生长发育的需要。

健康、正常的孩子出现这两大神奇的变化，其中用肺呼吸这项都是一样的，而用嘴进食这项就差别很大了：有的孩子喂的是母乳，有的孩子喂的是配方粉；有的孩子对食物能够顺利接受，有的孩子却对这样或那样的食物产生了过敏反应。所以，给孩子选择什么样的食物，怎样观察孩子能否顺利接受这些食物，都是家长要关注的问题。

最适合新生宝宝的食物：母乳

丽丽从产房回到病房，护士就把宝宝抱过来给她了，让宝宝和妈妈早接触。护士提醒丽丽，要早早让宝宝吸吮乳房，早吸吮、多吸吮可以促进乳汁早分泌，对成功进行纯母乳喂养有很大帮助。

孩子出生后，如果条件允许，最优质、最安全、最适合的自然食物当然是母乳。

母乳营养配比最适合

母乳是最适合孩子的，孩子的第一口食物应该是母乳。

● 母乳的成分及营养配比是为孩子"量身定制"的，含有孩子生长发育所需要的脂肪、蛋白质、乳糖等营养素。

● 母乳含有提高孩子抵抗力的抗体以及活性的酶。

● 母乳中的成分会随着孩子的成长而变化，让孩子在不同的阶段都能获得最适合他的营养。

纯母乳喂养预防过敏

母乳不仅营养丰富，不宜替代，而且母乳喂养还有助于预防孩子过敏。

● 母乳喂养是一个有菌喂养的过程，孩子吸吮妈妈的乳房时，会吃进去在妈妈乳头上和乳管里的各种细菌，这对孩子肠道菌群的建立，以及整个免疫系统的成熟有很重要的作用。这种肠道菌群的早建立，可以预防食物过敏，所以新妈妈不需要每次母乳喂养前过度清洁乳房，这样可能会破坏有菌喂养环境。

● 母乳就是专门给孩子准备的，它比牛奶更适合孩子，所以孩子最容易消化吸收，最不容易出现过敏。

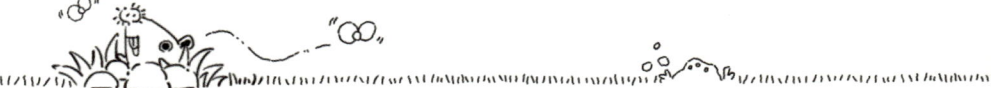

母乳够不够，看生长曲线

丽丽遵照医生的叮嘱，让宝宝多吸吮乳房，开奶比较早，宝宝顺利吃上了母乳。母乳喂养有了一个好的开始，丽丽的心情很不错。不过，丽丽还是有些担心自己的母乳不够宝宝吃："医生，我感觉宝宝每次吃得挺少的，是不是我的母乳不够啊？我怎么才能知道他吃得够不够？"

多吸吮促进乳汁分泌

新妈妈都希望能给孩子喂母乳，可是，很多妈妈也对自己是否能做到纯母乳喂养表示怀疑，担心自己的母乳不够孩子吃，怕因此而影响到孩子的生长发育。其实，新妈妈们只要有足够的信心，掌握正确的喂养方法，在正常情况下每一位新妈妈都具备充足的母乳给孩子提供最适合的营养。

刚开始进行纯母乳喂养时，对于新妈妈来说可能是一个比较艰难的过程，所以要让孩子早吸吮、多吸吮，因为吸吮是对妈妈乳房的良性刺激，能产生更多的乳汁。如果吸吮不够，乳汁的分泌就可能受到一定的影响。

究竟母乳够不够

如果进行纯母乳喂养，应该按需喂养或每天喂7～8次。如果孩子能吃饱，每天他的小便不会少于6次，多的时候可能达到十几次。

当然，要判断母乳是否充足，评价的标准不是单一看一天喂多少次、每次喂多长时间，次数和时间只是一个大概的判断和参考数值，更准确的评价应该通过生长曲线来判断。孩子出生后，就要为他定期画生长曲线，运用生长曲线判断孩子的生长情况（包括身长和体重），由此来进一步判断孩子摄入的母乳是否充足。

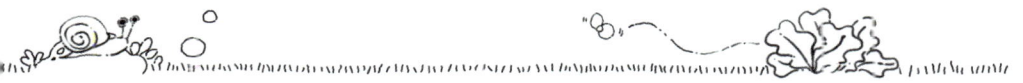

如何画生长曲线

生长曲线是最好的监测生长的工具，它能动态展示孩子的生长是否正常，便于家长掌握孩子的自身生长规律。

身长曲线图的横坐标代表孩子的月龄，纵坐标代表孩子的身长，在横坐标上找到孩子的月龄，在横坐标的上方找到相对应的身长值，画一个小圆点。画过几次小圆点后，将几个点连成线，这就是孩子的生长曲线。（生长曲线如何使用详细解读，请参看《崔玉涛谈自然养育 理解生长的奥秘》）

0~2岁女宝宝身长曲线

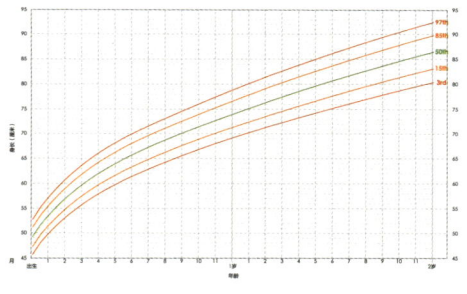

0~2岁女宝宝体重曲线

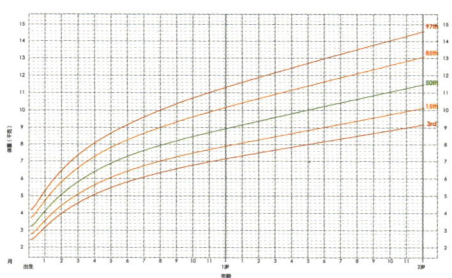

0~2岁男宝宝身长曲线

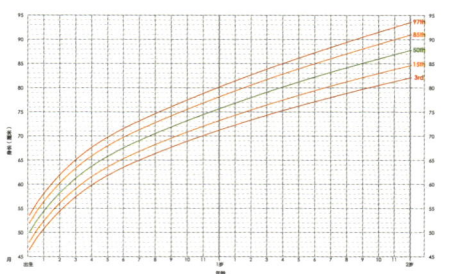

0~2岁男宝宝体重曲线

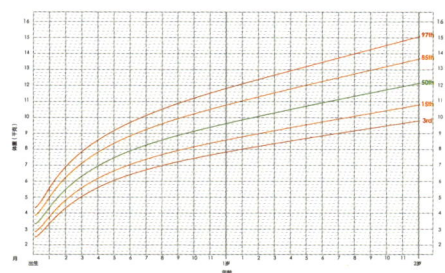

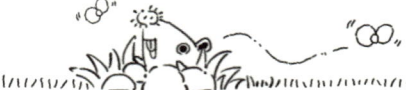

婴儿配方粉，无奈的选择

无法纯母乳喂养时，首选婴儿配方粉

丽丽的婆婆为了能更好地照顾小孙子，没少向医生请教各种问题，这不，她又虚心向医生请教了："孩子能吃母乳当然最好了，又省事又省钱，可万一母乳不够呢，饿着我孙子怎么办？所以我想问问您，是给孩子喝配方粉好还是鲜奶好？"

母乳不足时，用配方粉喂养

正常情况下，妈妈都能分泌母乳，进行纯母乳喂养。虽然刚开始时母乳比较少，但只要孩子充分吸吮，母乳分泌会越来越多。

如果母乳真的不足，或者因为各种各样的原因无法做到纯母乳喂养或不能进行纯母乳喂养时，建议首选婴儿配方粉喂养，不宜选择鲜奶、成人奶粉、蛋白粉、豆奶粉等来喂养6个月以内的孩子，因为婴儿配方粉是根据孩子的营养需要进行科学配比的，能满足6个月以内的孩子生长发育所需要的全部营养素。

配方粉可能导致牛奶过敏

无论配方粉如何进行改良，如何模拟母乳，营养配比如何科学，都不能与母乳相媲美，只能作为纯母乳喂养失败后无奈的选择，或者在孩子6个月以后作为母乳不足的补充。

在孩子没满6个月之前放弃母乳喂养而选择婴儿配方粉，对孩子的健康是不利的，这不仅因为配方粉不如母乳那么好消化吸收，不如母乳的营养成分全面，而且配方粉是以牛奶（或羊奶）为基础的奶粉，对于孩子来说，对牛奶的接受度肯定不如对母乳的接受度那么好，喝配方粉会增加孩子对牛奶蛋白过敏的可能。

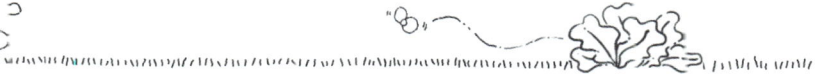

什么情况下选择婴儿配方粉

丽丽也想借着在医院的时候多问问医生孩子喂养的问题:"我肯定是要坚持母乳喂养的,不会轻易放弃,但我也想了解一些配方粉的知识。通常什么情况下,要给宝宝选择婴儿配方粉?都有哪些类型的配方粉?"

什么情况加婴儿配方粉

能够从孩子出生开始就坚持给孩子喂母乳是最好的,但有以下情况时,建议选用婴儿配方粉:

● 妈妈的母乳确实不足。虽然我们鼓励妈妈尽可能做到纯母乳喂养,大部分妈妈也都能够给孩子提供充足的母乳,但确实有很少的一部分妈妈母乳不足,经过专业人员指导和各种努力后,乳汁分泌仍然不足,无法给孩子提供充足的母乳,这种情况就需要添加婴儿配方粉。

● 母乳喂养期间,孩子的体重增长非常缓慢。这种情况说明孩子的母乳摄入量不足,不能满足他快速生长发育的需要。为了保证孩子的营养需求,需要额外添加婴儿配方粉。

● 妈妈有母乳喂养的禁忌证,不适合给孩子喂母乳。比如妈妈患有结核病、水痘-带状疱疹病毒、单纯疱疹病毒、E细胞病毒以及乙型肝炎和丙型肝炎病毒感染期间,都不适合喂母乳。

● 孩子患有半乳糖血症、苯丙酮尿症、严重母乳性胆红素血症,不适合或暂时不适合喂母乳。

配方粉的细分

普通配方粉通常根据孩子的月龄来划分,分为婴儿配方粉(1段)和较大婴儿配方粉(2段)……

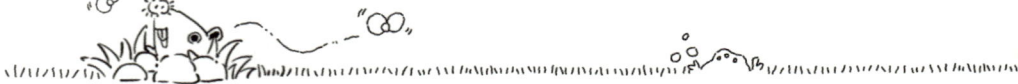

● 婴儿配方粉可作为喂养的唯一来源,满足0~6个月孩子的营养需要,6个月以内的孩子如果需要添加配方粉时,应该选择这一阶段的配方粉。

● 较大婴儿配方粉是为6个月以上孩子准备的,可以作为孩子主要的营养来源。

另外,还有一些特殊的预防、治疗过敏的配方粉,需要的时候可以在医生的指导下给孩子喝。

特殊配方粉的适用范围

特殊配方粉	何种情况适用配方粉
部分水解蛋白配方粉	有家族过敏史的孩子,如果妈妈确实无法母乳喂养或母乳确实不足,需要添加配方粉,选用部分水解蛋白配方粉,能起到预防过敏的作用。
深度水解蛋白配方粉	当孩子已经确诊为牛奶蛋白过敏时,可以用于治疗牛奶蛋白过敏引起的常见病症。
氨基酸配方粉	氨基酸配方粉不含牛奶蛋白,可以用来诊断孩子是否对牛奶蛋白过敏,还可以作为治疗牛奶蛋白过敏期间的营养支持。
水解蛋白无乳糖配方粉	既将牛奶蛋白做了分解,又去除了乳糖,在孩子既过敏又腹泻的时候可以改用这样的奶粉。

特别提醒:特殊配方粉应在医生的指导下选用。

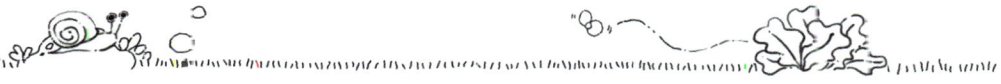

辅食，从泥糊状食物开始

开始体验和适应多样化食物

丽丽顺利地纯母乳喂养了6个月。这6个月里，宝宝吃得好、睡得好，生长发育都很正常。体检时，医生提醒丽丽，该给宝宝加辅食了。回到家，丽丽跟丈夫商量给宝宝加辅食的事，婆婆听见了说："别急着加辅食，别人给宝宝加辅食是因为奶不够宝宝吃，你的奶那么好，让宝宝多吃一段时间，辅食哪有母乳的营养好，不着急加。"

6个月以后，需要引入营养丰富的食物

孩子6个月以后，母乳仍然很重要，母乳可以提供给孩子能量、优质蛋白质、钙等重要的营养素，还能给孩子提供各种免疫保护因子。因此，有条件的话，妈妈还是要继续母乳喂养，不能母乳喂养或母乳不足时，要以配方粉作为母乳的补充。

尽管母乳仍然是最重要的营养来源，但孩子满6个月以后，即使妈妈的母乳很充足，单一的母乳喂养也已经不能完全满足孩子对能量以及营养素的需求。所以，孩子满6个月以后也要开始引入其他营养丰富的食物。

辅食可以满足孩子的身心需要

除了满足孩子生长发育所需要的营养之外，添加辅食对孩子还有其他重要的意义。

● 6个月时，孩子的胃肠道等器官的发育已经相对完善，可以消化吸收母乳以外的多样化食物。

● 孩子的口腔运动功能、味觉、嗅觉、触觉等感知觉以及认知和行为能力也已能够接受新的食物，6个月开始添加辅食，不仅能满

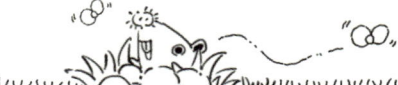

第一章 **食物** 随生长发育而变化

足孩子生长发育的营养需要，还能满足他的心理需要，可以逐步促进孩子感知觉、心理和行为能力的发展。

● 通常推荐孩子满6个月时开始添加辅食，具体还要看孩子的生长发育情况。家长可以做个简单评估：

辅食添加评估表

胃肠和肾脏状况	□没有便秘或腹泻的情况 □没有明显的胃食道反流 □排尿正常 □没有明显过敏
神经成熟度	□看见大人吃饭时，有明显的想吃的表现 □可以顺利吞咽口水
喂养方式	建议接受任何喂养方式的婴儿都满6个月时开始添加辅食。

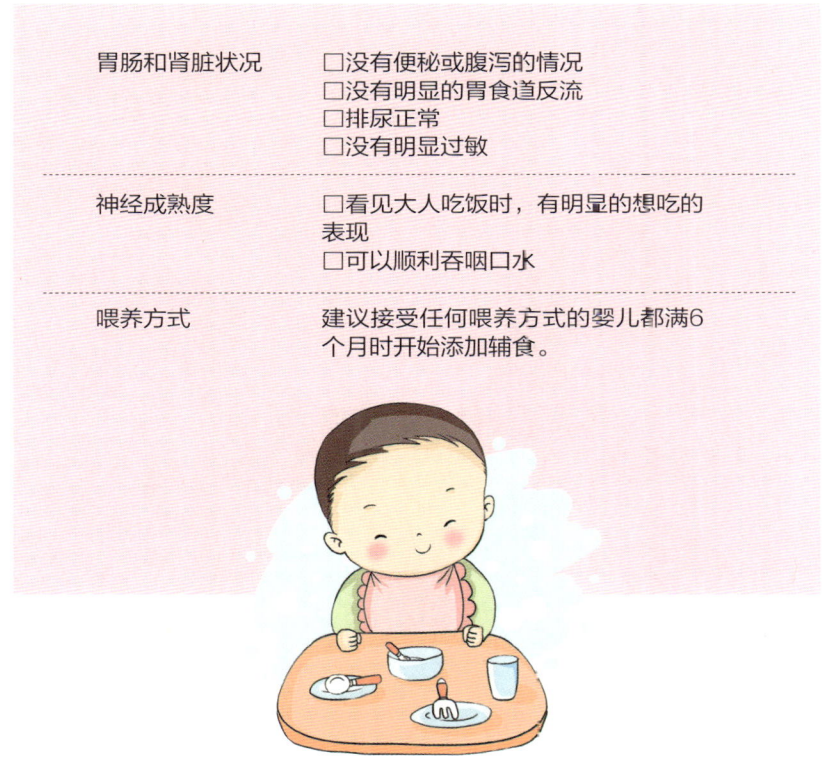

孩子已经符合添加辅食的年龄，如果已经符合以上评估表中的内容，请勾选上，全部通过的情况下恭喜你，喂养可以进入辅食阶段。

泥糊状食物，辅食第一站

听了医生的建议，丽丽和家里人达成了共识，一致决定开始给宝宝添加辅食。可是，在第一种辅食加什么的问题上，大家又有分歧了。丽丽认为应该给宝宝买婴儿米粉吃，这种细细的糊糊宝宝容易消化吸收。婆婆却认为，把米粥或面条煮得烂烂的就行了，宝宝一样能消化，而且食材新鲜，没有添加剂。到底是丽丽的选择对，还是婆婆的选择对？

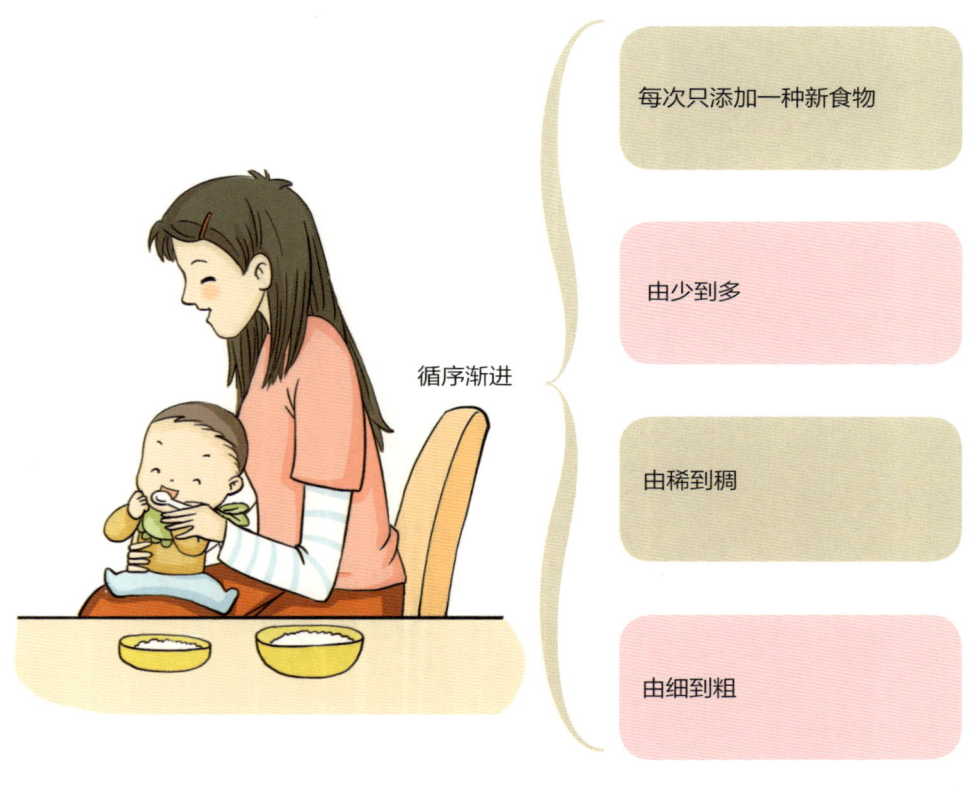

辅食添加要注意

辅食添加的原则

每次只添加一种新食物。由少到多,由稀到稠,由细到粗,循序渐进。从泥糊状食物开始,逐渐增加食物种类,慢慢过渡到半固体、固体食物,成人食物,如烂面条、肉末、碎菜、水果粒等。

孩子最先添加的辅食最好是富铁的易于消化及收的泥糊状食物,如强化铁的婴儿米粉、肉泥等,在此基础上逐渐引入其他不同种类的食物,以提供不同的营养素。如果家长不愿意购买现成的米粉,也可以自己在家自制米粉,但不能一开始就给孩子吃烂粥、烂面条,这些食物的颗粒还是比较粗,不能作为最初添加的辅食种类。如果刚开始就让孩子吃烂粥、烂面条,他的胃肠功能还不够完善,消化不了这些食物,就会影响营养的吸收。

添加辅食要注意

- 选择新鲜、优质、无污染的食物和水来给孩子制作辅食。
- 制作辅食前要先洗干净手。制作辅食的餐具、场所都要保持清洁。
- 辅食要煮熟、煮透。制作的辅食要及时食用或妥善保存。
- 给孩子吃辅食时一定要有成人看护,以防进食时出现意外。

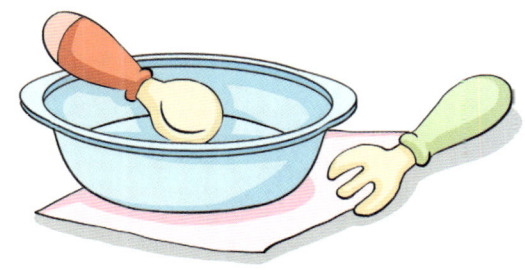

从块状食物向成人食物过渡

添加块状食物，辅食第二站

丽丽的宝宝吃泥糊状食物吃得挺好，不知不觉已经过了1个月。丽丽问婆婆："宝宝是不是该吃粗一点儿的食物了？"婆媳俩商量着，决定给宝宝加点儿烂面条、碎菜等粗一点儿的块状食物。

吃块状食物，与年龄和咀嚼都有关

孩子已经适应了泥糊状食物，吃得好，拉得好，说明他已经能很好地接受泥糊状辅食了，消化和吸收都正常，这时可以给他添加稍粗一些的辅食了，由泥糊状食物慢慢过渡到块状食物。

食物性状逐渐从细到粗，这和孩子的胃肠道功能的逐渐成熟有关，还与孩子是否长出磨牙、是否具备咀嚼能力有关。所以，给孩子

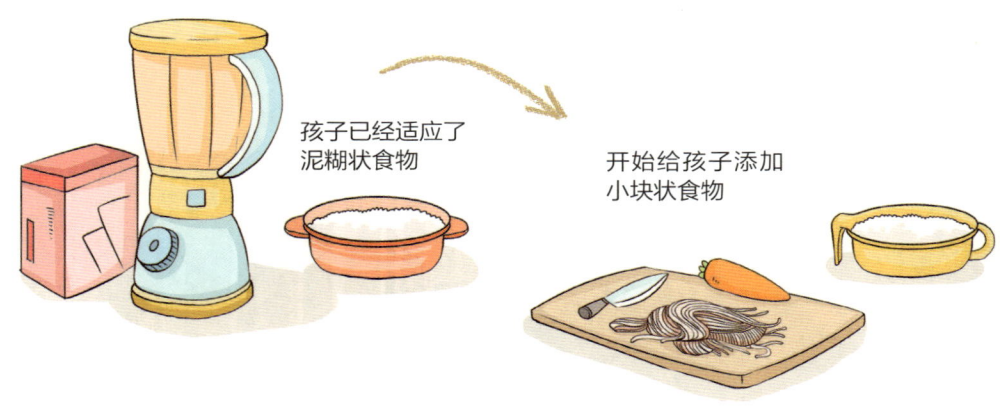

宝宝接受食物的过程

第一章 **食物** 随生长发育而变化

添加块状食物之后，同样要留心观察他是否能顺利接受，消化吸收是否正常。

吸收好坏看便便

那么，怎么判断孩子吃了块状食物后消化吸收好不好呢？可以从他的大便来判断。

如果他的大便中能看到原始食物，也就是说，吃了碎菜大便里有碎菜，吃了胡萝卜丝大便里有胡萝卜丝。这些就说明他的胃肠还不能消化块状食物，或者他的磨牙还没长出来，无法磨碎块状食物，那就稍晚点再给他加。如果他的大便中看不到原始食物，说明他能很好地消化这些块状食物，可以放心给他吃。

要提醒家长的是，在孩子10个月前，一定要给他添加碎块状食物。如果10个月后才开始添加，会使辅食添加变得相对困难。

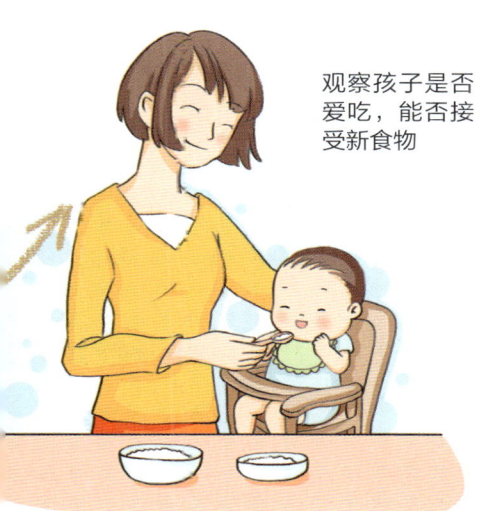

观察孩子是否爱吃，能否接受新食物

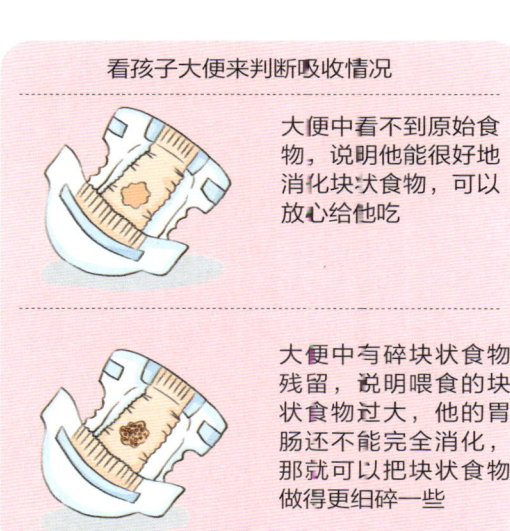

看孩子大便来判断吸收情况

大便中看不到原始食物，说明他能很好地消化块状食物，可以放心给他吃

大便中有碎块状食物残留，说明喂食的块状食物过大，他的胃肠还不能完全消化，那就可以把块状食物做得更细碎一些

不要过早吃成人食物

丽丽的宝宝10个多月了，这段时间，丽丽都让宝宝坐着高脚椅和大家一起上桌吃饭，当然了，宝宝是吃自己的"特餐"，不过，小家伙似乎对成人食物很感兴趣，看见奶奶夹菜吃，他的小嘴也张得大大的，示意奶奶给他吃。有时候，奶奶会给他吃一些软的大人菜，比如豆腐、烧茄子，宝宝吃得津津有味。丽丽却不让奶奶这么做："宝宝还没满1岁呢，不能吃大人的菜，里边有盐，宝宝吃了不好。"奶奶不以为然："没事，他迟早是要跟我们一起吃饭的。"

1岁以内，辅食不加盐和糖

不要让孩子过早吃添加了各种调味品的食物，1岁以内，辅食中都不要加盐和糖，以原味食物为主，尽量减少糖和盐的摄入。1岁以后，可以逐渐添加有调料的食物。

别让孩子过早吃大人饭

孩子本来辅食吃得好好的，但只要他尝试过大人的菜品，就会刺激他的味觉过早发育，会影响他吃辅食，造成喂养困难。而且，成人的食物中的油和盐都比较多，对于孩子来说，吃这样的食物会令他摄入过多的盐和油脂，由于孩子的身体还没有发育成熟，这对他的身体会产生长远的不良影响。而且成人食物块状大，孩子的胃肠不容易消化，时间长了也会影响生长发育。

孩子1岁以后，可以让他开始慢慢进食少量碎块且味道较淡的成人食物，但完全接受成人食物要等到孩子3岁以后。

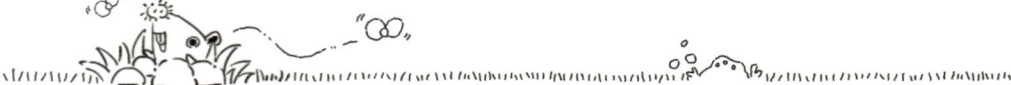

辅食吃得如何，用生长来衡量

吞咽好，消化好，说明吃得好

宝宝吃辅食有一段时间了，可丽丽心里还是没底：宝宝喝奶，不管是母乳还是配方粉，都有个大概的量，可以依此来判断宝宝吃得够不够。可是到了吃辅食的阶段就不好判断了，于是带着问题来请教医生："我怎么才能知道宝宝吃辅食吃得够不够？好不好？"

食量不能以月龄来衡量

一直以来，在孩子的吃饭问题上，家长最喜欢问的就是每天应该给孩子喝几次奶，每次喝多少毫升。加了辅食后，又关心每天给孩子吃几次辅食，每次吃几勺甚至几克。

喂养从来就没有绝对的标准。每个孩子的食量不同，身长和体重不同，不可能用一个标准来衡量。我们大人也一样，你不可能要求一个身高160厘米的瘦子和一个180厘米的胖子有一样的食量，这是强人所难。所以，我们也不能按孩子的月龄来定他的食量，如果孩子吃得不如同龄的孩子多，就认为自己的孩子吃得不够，这是不对的。关于孩子的食量不用与别人家的孩子做比较，吃多少，孩子自己会调节，不用把碗里的食物都喂完才叫吃得好。

是否接受辅食，看孩子的表现

孩子是否接受一种辅食，要看他吃这种食物时是否能够很好地吞咽，消化和吸收是否正常。如果孩子对辅食很感兴趣，能正常地吞咽，食物送到嘴边就配合地张口吃，不往外吐，不拒绝。

吃后注意观察孩子的大便也很正常，没有出现腹泻，大便中也没有未消化的食物颗粒，这就说明他是能接受这种食物的。

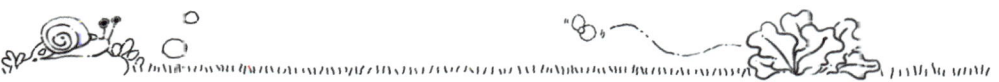

● 绕得开的食物过敏

长得好，说明吃得好

奶奶一直以自己的宝贝孙子为骄傲，小孙子吃得好、睡得好、爱笑、爱动，别提多可爱了。可是，今天奶奶带着孙子在小区里玩，回来后却有些不开心，她跟丽丽说："以前咱们家宝贝和楼下的小宝差不多重，现在人家小宝比咱们宝贝重了，是不是咱们没给他吃好啊？"

长得好不好看自己的生长

孩子吃得好不好，除了看他是否能顺利将食物吃下去，消化是否正常，还有很重要的一点，就是看他的生长是否正常。如果生长正常，也就是说，身长、体重的增长是正常的，说明他吃得很好。

家长判断孩子的身长和体重增长是否正常，不是和邻家的孩子比，也不是照着各年龄的身长、体重标准来比，而是要和孩子自己比。每个孩子都是一个独特的个体，出生时的体重不一样，遗传基因不一样，注定了他们的生长会有个体差异，不可能用一个标准来衡量。

适度生长是最好

要坚持给孩子画生长曲线，对孩子的生长进行动态观测。如果孩子的生长曲线稳步上升，曲线没有出现放缓、停滞，就说明孩子的生长处在一个健康的轨道上，他的生长是正常的。如果孩子的生长曲线出现变化，长得过快或过慢，都需要引起注意。单独拿孩子某个时间点的体重和别的孩子去比，没有任何意义。而且，孩子并非长得越快越好，自然适度地生长才是最好的。

第二章

喂养方式
随成长而改变

孩子每一天都在发生细微的变化,而吃的食物会随着他的成长而不断丰富。随着食物的变化,孩子的进食方式也在改变,从吸吮到咀嚼,对于孩子来说有很大的意义,这意味着孩子已经从吃流质食物转为吃固体食物了。

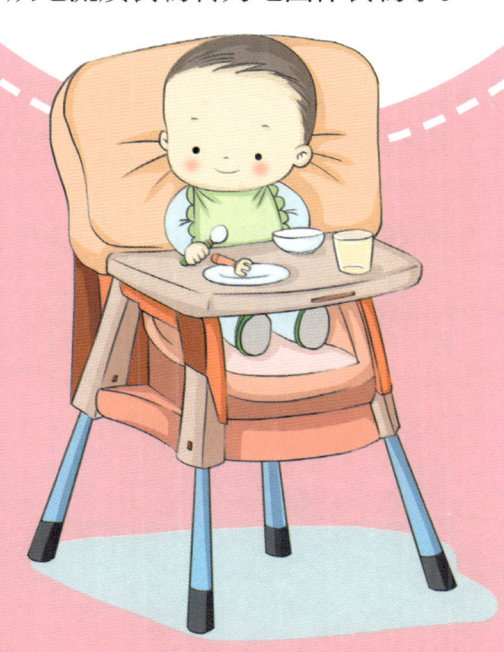

孩子天生会吸吮

吸吮能力会慢慢退化

丽丽第一次让宝宝吸吮乳房,虽然她的奶还没下来,但宝宝一下下地吸得挺有劲儿。丽丽做妈妈的感觉一下子强烈起来,同时也对怀里这个小人儿充满好奇:"宝宝太聪明了,一出生就会喝奶!"

吸吮是与生俱来的本领

吸吮是婴儿的非条件反射,这种反射在孩子还没出生时就已经存在了。孩子出生后,当妈妈将乳头放进他的嘴里或碰触他的上颚,他马上就能用口唇和舌头紧紧衔住乳头,并开始有节奏地吸吮。

吸吮反射是孩子生存必备的天然反射,靠着他与生俱来的吸吮反射,他能够将妈妈的奶顺利喝到肚子里,不让自己饿着。可见,小婴儿的生存能力还是挺强的。

吸吮反射随成长减弱

既然孩子天生就会吸吮,那么,在孩子出生后,妈妈就要尽早并经常让他吸吮乳房,这样可以促进乳汁尽早分泌。孩子第一口喝到的是母乳,使他能够获得初乳的营养,而且可以起到预防过敏的作用。

当然了,孩子的这种吸吮反射不会一直存在,和其他的新生儿反射一样,吸吮反射会随着孩子的成长而慢慢减弱,直至消失。

吸吮反射是判断孩子健康与否的重要指标

如果在孩子刚出生时没有出现吸吮反射和觅食反射这两种最原始的反射,可能要怀疑孩子有脑部损伤的可能。

第二章 喂养方式 随成长而改变

拒绝吸吮，因为身体拒绝接受

丽丽的好朋友也有宝宝了，比丽丽的宝宝大1个月。最近，朋友苦恼地跟丽丽说："我的奶水不够宝宝吃，只能给宝宝加了配方粉。可是我家宝宝的嘴特别刁，刚吸两口就吐出来了。换了好几个品牌的配方粉，他都是这种表现。真愁人。"

不是配方粉的错

换！换！换！你是不是也经历过不停地尝试不同配方粉，却依然不能让孩子接受的困境？如果没有特殊情况，孩子将母乳或配方粉吸入嘴里之后，会顺利吞咽到肚子里。可是有的妈妈会发现，给孩子喂配方粉的时候，孩子刚吸两口就不吸了，而且会把嘴里的奶吐出来，甚至有的孩子还会哭闹。家长以为是孩子不喜欢配方粉的味道，会频繁更换品牌，结果不管换多少个品牌，孩子仍然不给面子，就是不往下咽。家长应该想到这种情况并不是孩子不喜欢配方粉的口味，而是孩子对配方粉不能接受。

只拒绝某种食物，可能过敏了

我们通过孩子的吸吮情况，可以简单地判断他对某种食物是否可以接受。

● 如果孩子在喝配方粉的过程中，刚喝两口就吐出来，或者奶瓶刚送到他嘴边，他就开始哭闹，而且几乎每次喂奶都是这样。

● 在吃某种食物的时候，刚把食物送到他嘴里他就吐出来，而吃其他的食物他并没有这种表现，很痛快地就吃下去了。

这些表现都要考虑孩子对这种食物有过敏的可能，而不仅仅是孩子挑食、嘴刁。

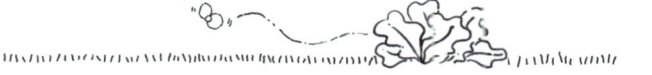

吞咽不好，找找原因

不愿吞咽，不爱吃还是过敏

丽丽给宝宝加辅食的时候，曾经遇到过这样的情况：把辅食喂进宝宝嘴里，他不是往外吐，就是含在嘴里，不往下咽。为此，丽丽特意请教别的妈妈："是不是辅食做得不够细，宝宝咽不下去啊？"

吃到嘴里不咽，什么原因

喂孩子吃东西的时候，如果食物吃到嘴里后他不愿意往下咽，要考虑以下几个方面的原因：

- 与食物的性状有关系。可能是食物的颗粒过粗，孩子又没有学会咀嚼，所以他咽不下去。
- 孩子的吞咽本身就有问题，与食物无关，不过这种情况比较少见。

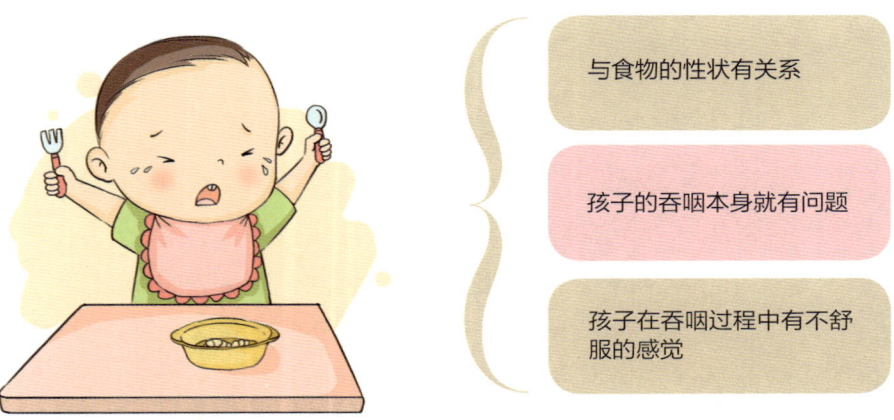

不愿意吞咽的原因
- 与食物的性状有关系
- 孩子的吞咽本身就有问题
- 孩子在吞咽过程中有不舒服的感觉

第二章 **喂养方式** 随成长而改变

● 孩子在吞咽过程中有不舒服的感觉，比如嘴及咽喉肿、疼、痒，也就是对这种食物有过敏的表现，出现了口过敏综合征，所以他拒绝吞咽。

不愿意咽，看看嗓子是否红肿

那么，怎样观察孩子拒绝吞咽是不是因为食物过敏呢？

在吃完某种食物之后，如果孩子的嘴唇、咽、舌、喉出现水肿、瘙痒，这种表现叫口过敏综合征。正因为有这些过敏表现，所以孩子会觉得不舒服，不愿意往下咽，要吐出来。

如果孩子有这些表现，等食物吐出来之后，可以用一个压舌板或勺柄把他的舌头压一下，用手电照一照他的口腔和嗓子，看看他的口腔和嗓子里以及嘴周围的皮肤有没有红肿，如果有红肿，很可能是对这种食物过敏了。

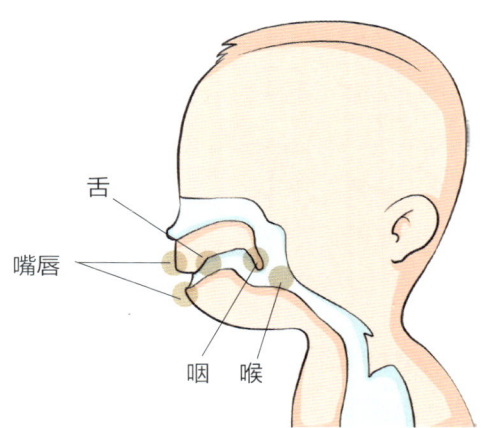

口过敏综合征出现的位置

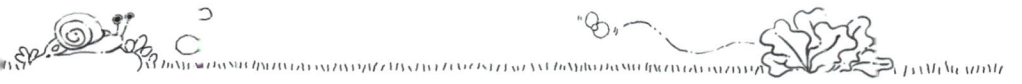

咀嚼，需要学习

教他学会咀嚼

丽丽的宝宝辅食吃得很好，体检时医生告诉她，可以给宝宝吃颗粒粗一些的辅食了。过了一个星期，丽丽带着宝宝再次来到诊室："我已经给宝宝加了颗粒粗大一些的辅食了，可是他吃了不消化，吃什么拉什么，我婆婆说还是给他吃泥糊状食物吧，好消化。"医生告诉她，孩子已经长出了磨牙，是可以咀嚼这些食物的，之所以吃了不消化，是因为孩子没有学会咀嚼，而咀嚼需要家长教他。

咀嚼虽然是人的本性之一，但咀嚼能力不断地发展，需要具备两个前提条件：长出磨牙和有效咀嚼。

磨牙没长时，先学习咀嚼

孩子出生后6个月左右，前面的门牙开始萌出，这时他虽然可以啃食物了，但还不能将食物嚼碎，要等到他的磨牙长出来后才能进行有效咀嚼。

在孩子的磨牙还没有萌出之前，家长应该有意识地先训练他学咀嚼。在给孩子喂米粉、菜泥等泥糊状食物时，家长嘴里也同时咀嚼口香糖之类的食物，并做出夸张的咀嚼动作，孩子会下意识地模仿。通过这种表演式的行为诱导，孩子就能慢慢学会吃固体食物的程序：先咀嚼，再吞咽。

长出磨牙才能有效咀嚼

即使孩子学会了咀嚼，在磨牙萌出之前，还是不能让他吃那些含有小块状的食物，因为无效或效果极微的咀嚼动作并不能对食物进行

第二章 喂养方式 随成长而改变

有效的研磨。这样的食物被直接吞进胃肠，会造成食物消化和吸收不够完全，既增加了食物残渣量（也就是粪便量），同时也减少了营养素的吸收，长时间这样吃，还可能造成孩子生长缓慢。

孩子磨牙已经萌出，加上有效的咀嚼动作，就可以开始真正咀嚼块状食物了。

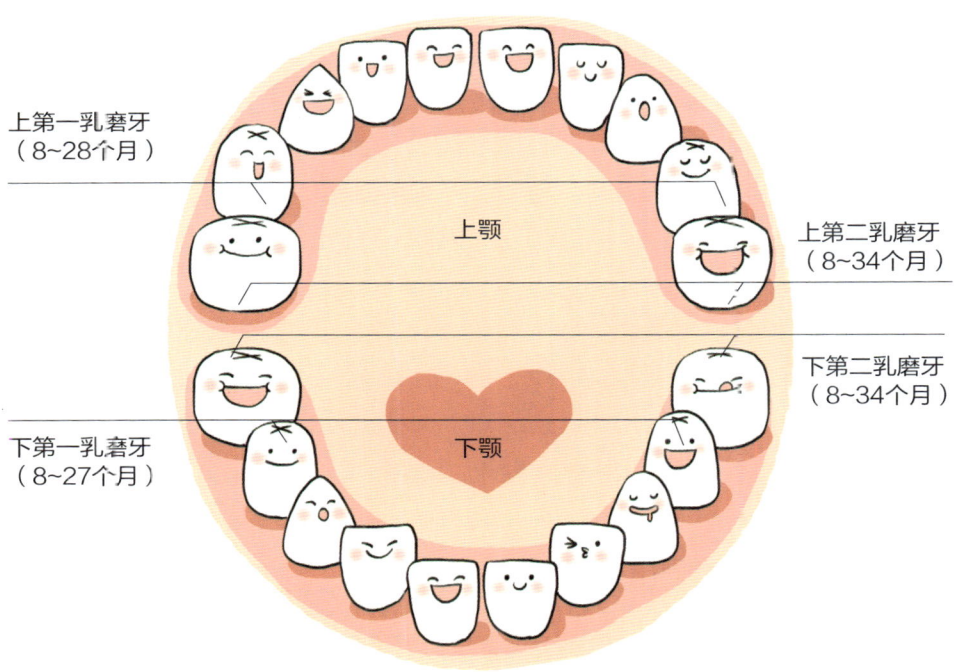

上第一乳磨牙（8~28个月）
上第二乳磨牙（8~34个月）
下第二乳磨牙（8~34个月）
下第一乳磨牙（8~27个月）

磨牙萌出顺序图

不爱嚼，可能与食物过敏有关

丽丽教会宝宝嚼了，宝宝吃得也不错，大便中也不再看见未消化的食物了。可是过了一段时间，问题又来了："我家宝宝最近吃饭时又有不嚼、不咽的情况了，但不是所有食物都不爱嚼，只是有个别的食物不嚼，我换了好几种烹调方式，他都不吃，不知道为什么。"

孩子吃辅食时，有些东西嚼得很好，有些东西却不爱嚼，要找找原因。

不爱嚼，不喜欢食物的味道和性状

喂到嘴里的食物不爱嚼，一种可能是孩子不喜欢食物的味道。有人不爱吃胡萝卜，有人不爱吃青椒，孩子也一样，他也会有不喜欢的味道。

孩子不喜欢食物的性状，也不愿意嚼。有的孩子喜欢吃脆的食物，有的孩子却不愿意吃；有的孩子爱吃有嚼头的蔬菜，有的孩子却爱吃煮得软软的蔬菜。

如果孩子不喜欢某种食物的味道，可以过几天再让他尝尝。而孩子对食物的性状有偏好，可以顺着他的喜好来选择不同材料、烹饪方式给他做辅食，他就没那么抗拒了。

不爱嚼，可能对这种食物过敏

还有一个家长忽视的重要因素，就是孩子不愿意吃某种食物，是因为他对这种食物过敏。如果对某种食物过敏时，孩子吃到嘴里会有不舒服的感觉，这种不舒服会导致他不愿意嚼、不愿意咽，甚至会往外吐。

辅食的选择

离家庭最近的味道

丽丽的宝宝添加辅食之后,她恨不得把所有的"好东西"都淘来给宝宝吃,尤其是她没吃过的,更想让宝宝尝尝。但医生对于丽丽的这种食物选择方法并不赞同,建议还是选择他们常吃的食物给孩子吃,因为这样的食物不容易引起宝宝过敏。

父母常吃什么,就给孩子吃什么

每个孩子都有自己的家庭,由于遗传因素,体质、口味都和自己的父母相似,父母的进食背景对孩子有很大的影响,而且这种影响是不可跨越的。所以,给孩子选择辅食,特别是初期做辅食时,应该首先从父母经常吃的食物中挑选。如果父母对某种食物过敏,这种食物不要过早给孩子添加,这样才能让孩子顺利接受辅食,降低孩子食物过敏的风险。

最贵的不一定最适合孩子

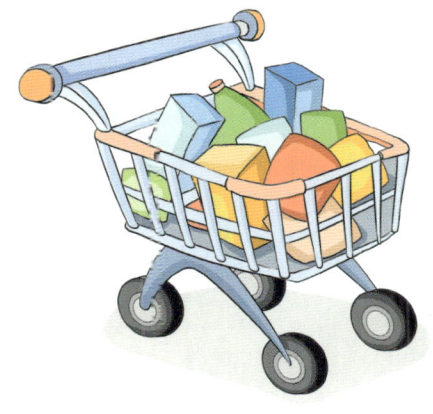

家长不要因为营养价值高,当下流行或别人家的孩子都吃等原因,来给孩子选择添加辅食的种类,最贵的、卖得最好的并不一定最适合你的孩子。孩子是自己家的孩子,不是别人家的孩子,饮食习惯当然要与家人保持一致或接近。毕竟,以后孩子是要和大人一起吃饭的,一家人都爱吃、都不过敏的食物,才应该出现在家庭的餐桌上。

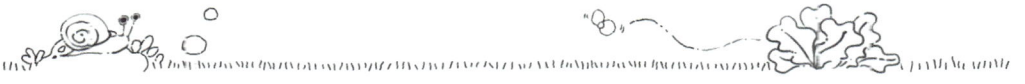

自制辅食降低过敏可能性

丽丽在给宝宝添加辅食时,一直在纠结一个问题:辅食到底是自己做的好还是买成品好?自己做的原材料质量有保证,而且新鲜、无添加,宝宝吃起来安全。成品辅食添加了各种营养素,营养更全面。各有各的好处,真是不知道该怎么选了。

成品辅食制作有标准

几乎每个孩子在添加辅食时,家长都会有这样的纠结。辅食是自制还是买成品,家长除了考虑营养、安全等方面的因素外,还应该考虑到孩子能否顺利接受这种食物,尽可能减少食物过敏的发生。

只要是成品辅食,都有一个产品质量的标准,达到了这个标准才能够在市场上销售。为了使成品能够达到统一的标准,在生产过程中都要经过调制。比如一棵树上结有10个苹果,这10个苹果的大小和味道不可能完全一样,你买了这10个苹果,即使不是一个味儿,你也不会去找卖苹果的投诉。但如果你买了10罐苹果泥,它们的味道是有差别的,你可能就会质疑厂家。因为达不到食品工业化的标准就属于不合格产品,所以成品辅食加入调味剂是正常的,然而,正是这些调味剂可能会导致孩子过敏。

自制辅食可以做到无添加

在成品辅食生产的过程中,会在可允许的范围内进行味道的调制,而有调制就不可避免地会有添加,有这些添加物便会增加过敏的可能性。而在家里制作辅食,就可以做到完全无添加、无调制了,因为没有人要求你每次都要达到统一的标准。所以,从预防过敏的角度考虑,如果条件允许,还是自己做辅食比较安全。不同辅食搭配,使营养更丰富些。

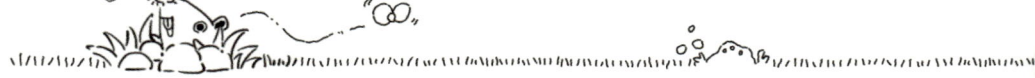

让孩子接受本土的口味

丽丽的很多朋友都加入了"海淘"的大军，给宝宝从海外购买各种食物。丽丽也心动了：国外的食物生产标准比较严格，给孩子吃这样的食物应该更安全吧。要不也让宝宝尝尝洋货？婆婆不以为然："那些洋货是给洋娃娃吃的，咱们的娃娃吃咱们自己的东西多好，别去赶那个时髦。"

外国婴儿食品多远多近

国外的婴儿食品就一定比国产的好吗？我们要知道的一点是，国外的婴儿食品是给国外的孩子设计的，会根据当地人能接受的味道进行调制，当地的孩子喜欢吃、口碑好，不代表一定符合中国孩子的口味，一定符合你们家庭的口味。虽然家长认为这样的食物很好，但其实孩子未必喜欢吃，即使喜欢吃，胃肠也不一定能接受，有可能出现食物过敏。从这一点上来说，海淘的不是一个简单的产品，它还跟生活环境、饮食习惯等背景紧密相关。

理智选择很重要

因为物质产品的丰富和国际交流的频繁，现在的孩子在出生后就接触到了很多对他们的父母来说都很新鲜而又遥远的食物，父母想的是，尽量让孩子获得更好的、更有营养的食物，而没有考虑到食物及口味的地域性、本土性的问题。

孩子以后是要接受本国的、本地的、家庭的口味的，不要认为进口的食物都比国产的好，关键要看是否适合自己的孩子，孩子能否接受。孩子能接受，消化和吸收都好，促进他生长发育才是适合他的食物。再贵、再好的食物，如果孩子吃后过敏了，就会使他生长变缓或滞后，就变成了不好的食物。

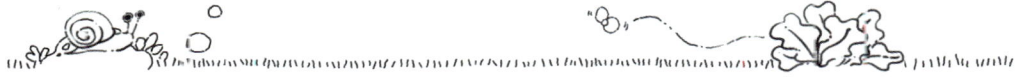

饮食习惯从小培养

丽丽向医生咨询给宝宝加辅食的细节:"我朋友和同事都告诉我,给宝宝冲调米粉要用奶冲调,为什么呀?是不是这样营养更好?"当医生回答她应该用水冲调,不建议用奶冲调时,她有些不解。

冲调米粉,用水不用奶

婴儿配方米粉源自于西方国家,西方的饮食以西餐为主,他们从给孩子添加辅食的时候,会逐渐引导孩子怎么接受西餐。所以,调冲米粉时,他们会用奶来调配,孩子长大以后,就会接受食物里奶的味道。

但我们通常并不喜欢这样的味道。如果家长按照西方国家的习惯来给孩子调米粉,孩子从小适应了这样的口味,等到能吃中式成人食品时,他就不愿意吃了,所以,应该用水冲调米粉。

别让孩子在自己家里水土不服

我们常说的一个词叫水土不服,意思是到了一个陌生的地方,对于那儿的气候条件或饮食习惯不能适应,引起胃肠不适。而我们让孩子早早接触那些外来的食物,孩子虽然是在家里,也会出现水土不服的问题。

现在很多孩子吃的都是海外的食品,口味是西化的,孩子吃了会增加过敏的可能性,出现类似于水土不服的表现。而且,孩子习惯了这样的食物,以后让他和家里人一起吃中餐,他会不习惯中餐的口味。所以,家长应该从小培养孩子的饮食习惯,让他接受自己家庭、地域的口味,这样他以后才能吃得习惯家乡的菜。

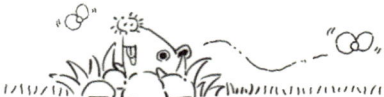

第三章

食物
也有接受度

孩子尝试一种新食物,身体有两种反应:接受与不接受。不接受也有两种可能:食物不耐受和过敏。孩子不接受的食物不要勉强他吃,如果只看重营养而忽略了食物过敏给孩子身体造成的不适,这种伤害是不可逆转的。

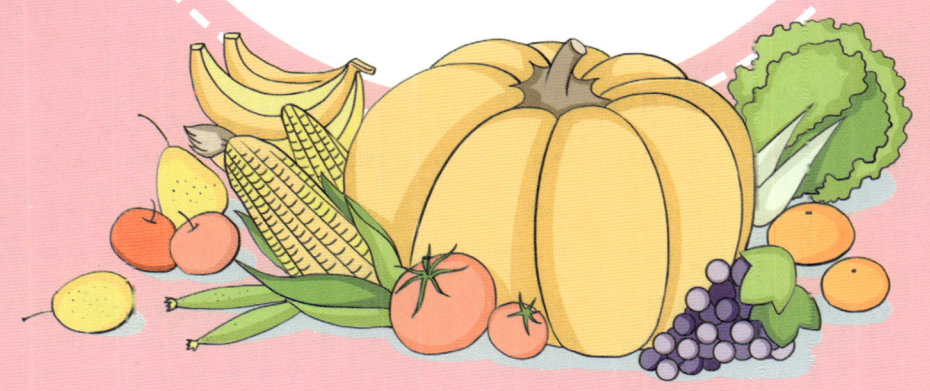

食物的接受与不接受

食物的接受和不接受是什么

丽丽的宝宝最近大便不太正常,经常不明原因地腹泻。丽丽来到诊室咨询。当了解到丽丽最近给宝宝添加了新的辅食后,医生告诉丽丽,很可能是宝宝对新食物不接受,所以引起了腹泻。丽丽茫然,因为她真的不明白食物还有接受、不接受的说法。

食物接受与不接受的反应

孩子开始添加辅食后,会一种一种开始尝试各种新食物,接触每一种新食物时,孩子都会有两种反应:接受与不接受。

当孩子尝试一种新的食物后,如果身体没有出现异常反应,比如呕吐、腹泻、便秘、湿疹、荨麻疹以及其他的不适表现,说明孩子是能接受这种食物的。

相反地,如果吃了某种新的食物之后,孩子出现不喜欢、拒绝尝试的情况,要考虑是不接受这种食物。如伴有呕吐、腹泻、便秘、湿疹、荨麻疹等异常表现,隔几天可以再尝试一次,如果还有异常表现,则说明他的身体不能接受这种食物。

尝试新食物,观察3天

为了能够很好地观察孩子是不是能接受一种新的食物,应每次只给孩子加一种新的食物,至少观察3天(满72小时)。在这3天里,看看孩子的进食过程是否顺利,有没有不愿意嚼、不愿意咽的情况。吃完后,观察孩子有没有身体的不适反应,比如呕吐、腹泻、便秘、湿疹等。

怀疑孩子对某种食物不能接受,要暂停喂养这种食物,等到孩

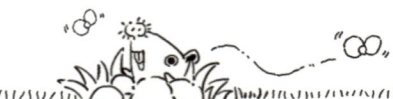

第三章 **食物** 也有接受度

子的症状完全消失后，可以再尝试一次。

● 如果再次吃这种食物，出现的症状跟前一次完全一样，就可以认为孩子不能接受这种食物。

● 如果孩子再次吃某种食物时，出现了不同于第一次的症状，或者没有出现症状，说明上次出现的症状可能是其他因素造成的，不是食物造成的。

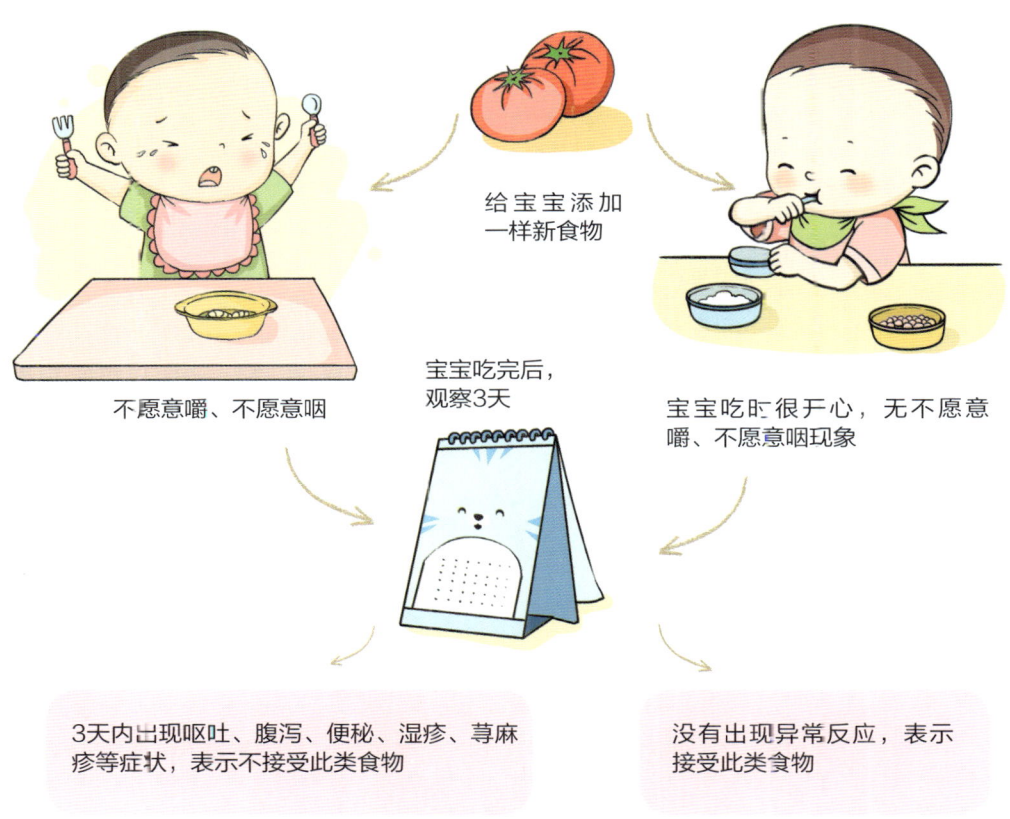

尝试一种新食物的过程

食物接受不接受，用生长来判断

丽丽带着宝宝来到诊室咨询，因为最近她发现，宝宝的体重生长曲线不是很好，走势明显放缓。她觉得给宝宝吃的辅食量并不少，不知道为什么宝宝却长得不好，既着急又不知道该怎么办。

生长放缓，找找原因

孩子吃辅食的量足够，为什么生长放缓，要考虑两个方面的可能。一是辅食的品种搭配有问题，二是孩子可能对某种食物不接受。

给孩子添加辅食时，如果碳水化合物的粮食吃得特别少，即使孩子吃得再好，生长仍会受到影响，因为辅食中的能量不足，不能满足他生长的需要。

孩子对某种食物不接受，除了孩子不嚼、不咽，还有一个客观的判断，就是看孩子的生长。如果孩子吃得不少，却长得不好，就可能是他对食物的接受度不好。孩子对食物接受有问题，通常有两种可能，一是食物不耐受，二是食物过敏。

动态监测孩子的生长最准确

定期监测并评估孩子的体格生长指标，有助于判断他的营养状况，并可根据体格生长指标的变化及时调整营养和喂养。而监测孩子体格生长指标，最好的方法就是画生长曲线。体重、身长是反映孩子营养状况的直观指标，生长曲线平稳增长，说明孩子的生长是正常的，如果生长曲线显示孩子长得过快或过慢，都是在提示孩子的生长可能有问题，适度、平稳生长才是最佳的生长模式。

说说食物不耐受

食物不耐受，吃得越多，反应越厉害

医生告诉丽丽，她的宝宝可能对某些食物不接受，而这种不接受，有可能是食物不耐受，也有可能是食物过敏。"食物过敏我知道，可什么是食物不耐受？和食物过敏有什么区别？"丽丽的问题也是很多家长的问题。

食物不耐受，和免疫系统无关

吃了某种食物后，引起身体的不良反应，但又不是由免疫系统反应造成的，就是食物不耐受。对比由免疫系统对抗原蛋白质的反应造成的食物过敏，食物不耐受通常由食物中的小分子化学物质和具有生物活性的成分引起。

食物不耐受和食物过敏看起来症状相似，普遍都会出现恶心、呕吐、腹泻、皮疹等表现，但是，从医学角度来看，它们之间有明显的区别，那就是食物不耐受没有免疫系统参与，而过敏是有免疫系统参与的。

食物不耐受，吃得越多越严重

食物不耐受是人体对食物中的某些成分缺乏代谢的能力，导致这些成分以毒素的形式或者有害物的形式而存在。食物不耐受与摄入的量有关系，吃得越多，表现出来的食物不耐受症状就越严重。

大部分情况下，如果食物中刺激性因素的水平足够高，任何人都有可能出现食物不耐受。当一个人出现恶心、呕吐、腹泻等症状，同时他体内的酶水平比大多数人的水平低了很多，就说明他对某种食物或某种食物成分出现了不耐受。

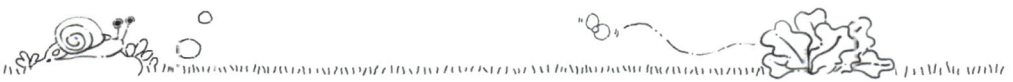

乳糖不耐受

丽丽朋友的宝宝最近患了细菌性肺炎,医生给开了抗生素。现在宝宝的肺炎已经痊愈了,可是新的问题又来了,宝宝一喝配方粉就拉肚子。丽丽问医生:"我朋友的宝宝以前没有牛奶过敏,怎么病了一次,现在对牛奶过敏了?"

乳糖不耐受会导致腹泻

孩子使用抗生素后喝配方粉出现腹泻,不一定是牛奶过敏,很可能是乳糖不耐受。

乳糖不耐受是食物不耐受中比较常见的一种,与牛奶蛋白过敏不同,乳糖不耐受多属于继发问题,使本身可以接受配方粉的孩子突然不能接受,出现稀水样腹泻。乳糖不耐受通常会在以下特定情况出现:

● 孩子使用抗生素后,因为肠道菌群被抗生素破坏,导致肠道黏膜功能受损,无法分解乳糖酶,使孩子出现腹泻。

● 孩子出现腹泻或其他肠道感染等问题时,肠道黏膜会受到损伤,乳糖酶分泌减少,致奶中的乳糖不能被分解,从而引起腹胀,并导致腹泻更加严重。

如何应对乳糖不耐受

● 当孩子出现乳糖不耐受现象时,如果是配方粉喂养或混合喂养的孩子,家长要及时将配方粉换成不含乳糖的配方粉。配方粉的转换过程不必过渡,要马上全部转换成不含乳糖的配方粉。

● 转换成不含乳糖的配方粉1~2周后,根据孩子腹泻恢复的情况,可以逐渐再转换为原来喝的配方粉。这次转换的过程要逐渐转

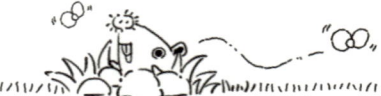

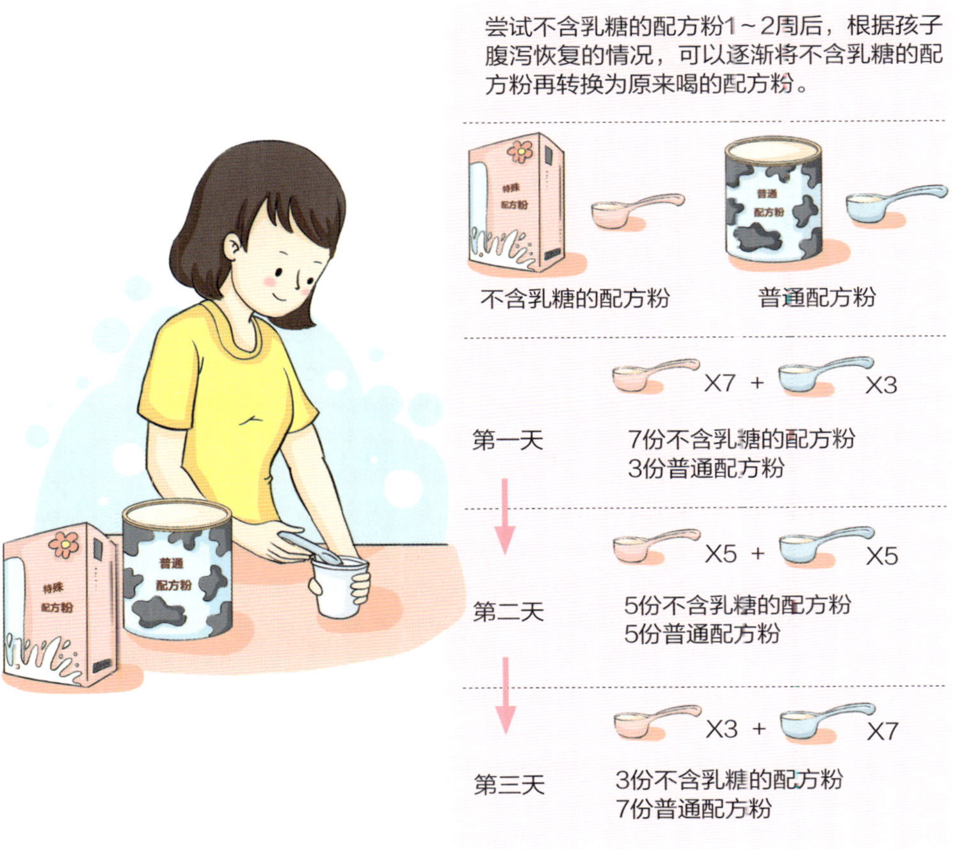

第三章 **食物** 也有接受度

尝试不含乳糖的配方粉1~2周后，根据孩子腹泻恢复的情况，可以逐渐将不含乳糖的配方粉再转换为原来喝的配方粉。

不含乳糖的配方粉　　普通配方粉

第一天　　×7 + ×3
7份不含乳糖的配方粉
3份普通配方粉

第二天　　×5 + ×5
5份不含乳糖的配方粉
5份普通配方粉

第三天　　×3 + ×7
3份不含乳糖的配方粉
7份普通配方粉

不含乳糖的配方粉如何向普通配方粉转换

换，比如7份不含乳糖的配方粉加3份普通配方粉，然后逐渐减少不含乳糖配方粉的份额，增加普通配方粉的份额，直到完全换成普通配方粉。转换需要3天左右的时间。对牛奶蛋白过敏的孩子出现乳糖不耐受时，要换成水解蛋白无乳糖配方粉。

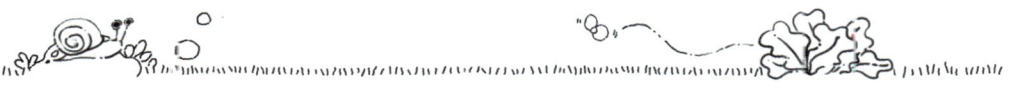

什么是食物过敏

过敏是种"流行病"

丽丽对于宝宝的过敏表示很困惑:"我朋友、同事的宝宝都过敏了,为什么现在那么多的宝宝过敏?我问我妈妈,她说我小的时候,很少听说有宝宝过敏的。难道过敏是一种现代社会的流行病?"

过敏,21世纪最具流行性的疾病之一

这位妈妈的问题问得很好,从某种意义上说,确实如她所说,过敏是一种流行病,现在有这样一种说法:过敏已经成为21世纪最具有流行性的疾病之一。

为什么会有这样的说法?因为过敏除了与遗传有一定的关系,与我们的生活方式也有紧密联系。选择什么样的生活方式,采取什么样的喂养方式,给孩子吃什么样的食物,这些看似与过敏无关的东西,其实都决定着孩子是否会出现过敏。

过敏,身体对天然无害物质的过度反应

什么是过敏?当人体免疫系统对来自空气、水源、接触物或食物中的天然无害物质出现了过度反应时,就出现了过敏。食物过敏是指人体反复进食某种食物时,由这种食物引起的对人体有害的免疫反应,出现一系列症状。

对食物过敏,其实这种食物本身是无害的,所以大多数人吃了并没有任何不适反应,只是由于某些人的免疫系统反应过度了,所以身体才会出现一些不适反应。

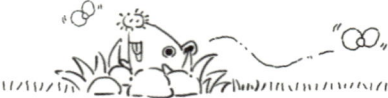

第三章 **食物** 也有接受度

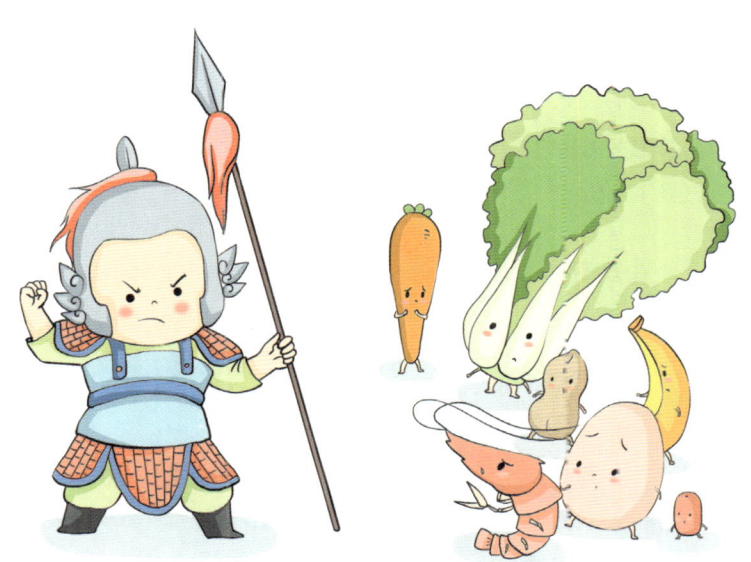

我们可以用"防卫过当"来形容身体的过敏反应：本来是对身体无害的天然物质，却非要把它看成敌人，做出过激的反应。

瀑布式的过敏反应

当人体对天然无害的物质出现过度反应时，这种过敏反应是瀑布式的反应，就像瀑布从高处冲下来一样，一旦出现过敏，反应是快速而强烈的，而不是细水长流，慢慢而平缓地出现。

当孩子出现食物过敏时，这种过敏反应是非剂量依赖性的，也就是说，与吃下去的量多或少没有关系，只要吃了过敏的食物，哪怕一点点，都会出现过敏反应。

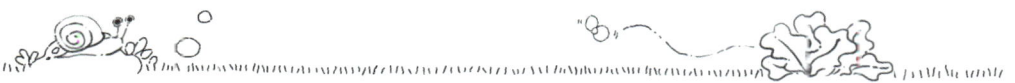

食物过敏还是食物变质

丽丽对于食物过敏还是有些不理解:"我去海边旅游的时候,吃那儿的海鲜什么事都没有,可是在家里买海鲜回来做,相同种类的海鲜,吃完后好几次都闹肚子。我这种情况是对海鲜过敏还是不过敏?"

每次都有反应,才是真过敏

这个问题很多家长都问过,说孩子吃海鲜,有的时候过敏,有的时候不过敏。其实,这种情况并不是食物本身引起的过敏,而是因为食物不新鲜造成的不适,和过敏无关。

如果对某种食物过敏,不管吃多、吃少,不管生的还是熟的,每次吃都会出现过敏反应,不可能这次吃了过敏,下次吃了就不过敏。吃了某种食物,有时候有反应,有时候没有反应,那就不是对这种食物本身过敏。

别把食物变质误当过敏

这位妈妈为什么在海边吃海鲜就没事?因为海边的海鲜刚打捞上来不久,很新鲜,没有发生变质,所以胃肠能顺利接受。而市场上购买的海鲜,可能在运输和保存过程中造成了食物变质,敏感的人吃了以后导致胃肠道出现过敏反应,但与食物过敏本身无关。

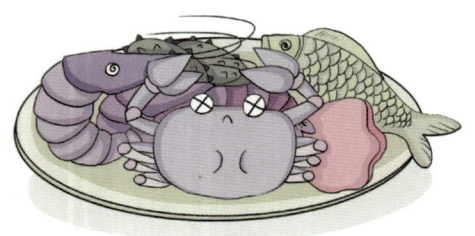

第三章　**食物**　也有接受度

区分食物不耐受和食物过敏

食物不耐受与食物过敏的3个不同

丽丽从理论上基本了解了什么是食物不耐受和食物过敏，可她发现在现实生活中，她还是无法区分宝宝是食物不耐受，还是食物过敏。

与食量无关的食物过敏

出现食物不耐受时，它的症状与进食量有密切关系，吃得越少，不耐受的表现就越轻；吃得越多，不耐受的表现就越严重。因此，食物不耐受与食量有关。

如果人体对某种食物过敏，只要一接触到这种食物就会出现过敏症状，与吃多吃少没有关系。

食物不耐受与食量的关系	食物过敏与食量的关系
吃得越少，不耐受的表现就越轻 吃得越多，不耐受的表现就越严重	与吃多吃少没有关系

与烹饪没有关系的食物过敏

对某种食物不耐受，可以通过加热等烹饪方式来消除不耐受，比如吃生西红柿不耐受，将西红柿做熟就不会出现不耐受的情况了。所以，食物不耐受与烹饪有关系。

对某种食物过敏，无法通过高温加热等烹饪方式来祛除过敏原。

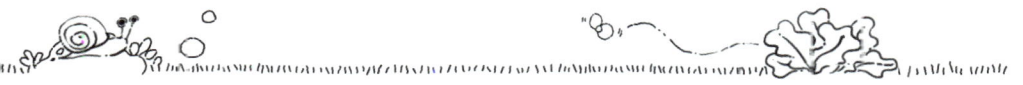

比如孩子对鸡蛋过敏，不管是吃煮鸡蛋、炒鸡蛋还是鸡蛋汤，只要含有鸡蛋成分都会过敏，因为胃肠消化过程和烹饪过程是无法改变过敏原的性质的。

食物不耐受与烹饪的关系	食物过敏与烹饪的关系
与烹饪有关系，有些食物生吃会产生不耐受反应，经烹饪后，就不会产生不耐受反应	与烹饪没有关系

挑人的食物过敏

食物不耐受"人人平等"，当出现某种情况时，所有人都会有不耐受的表现。腹泻的时候，任何人会对乳糖不耐受；扁豆没做熟，里边的皂素没有被高温破坏，任何人吃了都不耐受。

食物过敏是典型的"甲之蜜糖，乙之砒霜"，同一种食物，对某些人来说是美食，对某些人来说却是毒素。比如花生，不过敏的人吃花生，是在享受美味；过敏的人吃花生，会出现严重的过敏反应，甚至可能致命。

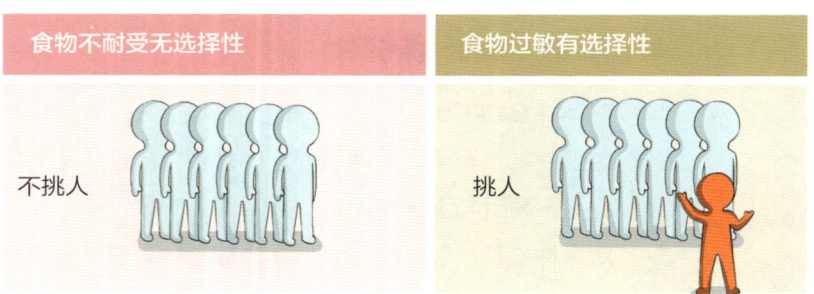

食物不耐受无选择性	食物过敏有选择性
不挑人	挑人

第四章

食物过敏
隐藏在生活里

为什么过敏的孩子越来越多？遗传的因素已经不再"闪闪发亮"，离自然越来越远的养育方式，太多人为因素都会让过敏一步一步悄悄地走近孩子。采取什么样的喂养方式，给孩子吃什么样的食物，习惯什么样的清洁方式……看似与食物过敏毫无瓜葛，其实，它们都决定着孩子在成长路上是否会出现食物过敏。

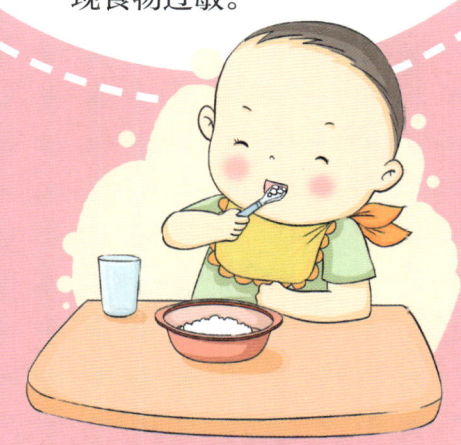

最常见的过敏：食物过敏

食物过敏，不是食物的错

丽丽对于自己宝宝出现的食物过敏特别自责：都怪我给宝宝选择了不好的食物，导致宝宝出现过敏。

免疫系统导致食物过敏

很多家长都有这样的想法：孩子出现食物过敏，家长往往认为是自己给孩子选择的食物没选对，如果选对了，孩子就不会出现过敏。事实并非如此，孩子出现食物过敏，是他的免疫系统对这种天然无害的物质出现了过度反应，问题出在免疫系统，不是食物的错，更不是家长的错。

婴儿更容易出现食物过敏

食物过敏是反复接触某种食物后，人体的免疫系统出现的异常反应。不是所有的食物进入人体后都会出现异常反应的，只有免疫系统不成熟的婴儿或免疫系统受到破坏后，才可能出现过敏。

孩子出生后，就要通过进食来获得生长发育所需要的营养，而一开始进食，就要与食物打交道，所以，孩子最常见的过敏就是食物过敏，而食物过敏当中，最先出现的通常是牛奶蛋白过敏。

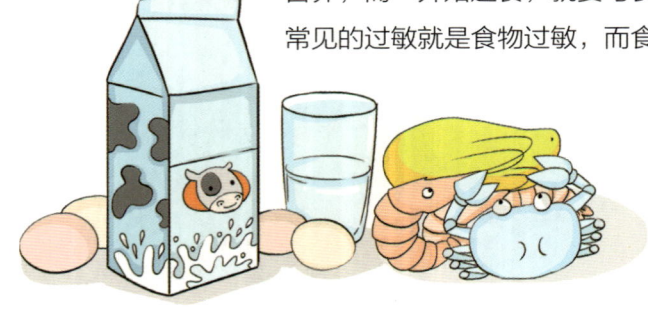

第四章 **食物过敏** 隐藏在生活里

食物过敏的行程

食物过敏是如何发生的

丽丽对于过敏的疑问很多，最主要的是，她想知道过敏是怎么发生的："东西吃进去，能消化吸收的消化吸收，吸收不了的大便就排出来了，怎么会引起过敏呢？顶多就是引起胃肠不适，拉完了不就完了吗？怎么会有那么严重的影响？"

认识过敏家族的成员

要想知道食物过敏是怎么发生的，我们先要认识过敏家族的各个成员。我们先来认识一下细胞家族：人体的淋巴细胞分为B细胞和T细胞，其中B细胞是可以产生抗体的，也就是我们所说的免疫球蛋白。

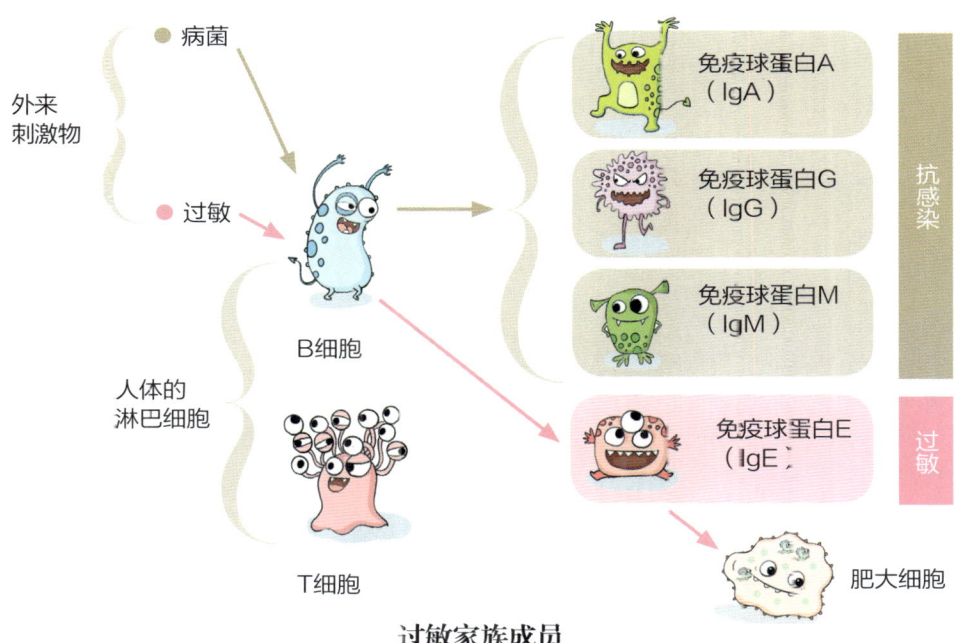

过敏家族成员

B细胞受到外来物刺激时会产生不同的免疫抗体,免疫球蛋白又可细分为免疫球蛋白A(IgA)、免疫球蛋白G(IgG)、免疫球蛋白M(IgM)、免疫球蛋白E(IgE),其中IgG、IgA、IgM是抗感染的,而IgE可引发过敏。

还有一种细胞叫肥大细胞,肥大细胞里含有组织胺,它如果破溃,会释放出组织胺。

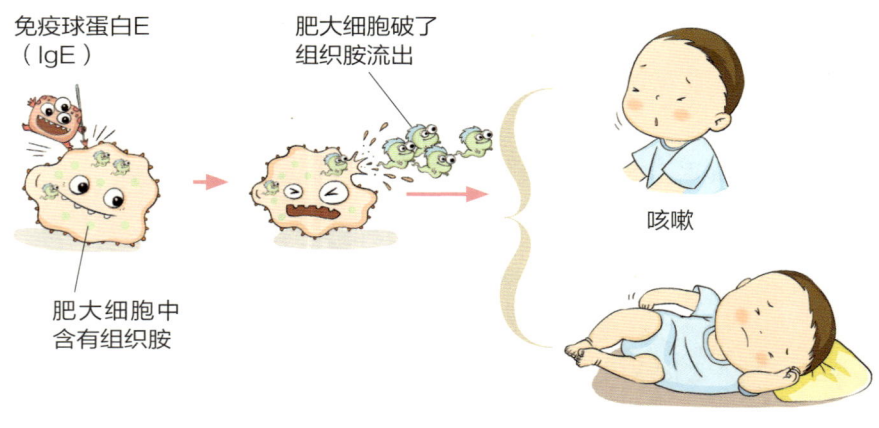

过敏症状出现的过程

组织胺就是令我们感觉痒的物质。肥大细胞有个特点,就是越刺激它,它就越活跃,越活跃释放的组织胺就越多。

我们再来认识一下过敏原。什么是过敏原?过敏原就是引起过敏的异性蛋白质。如果吃进去的东西里有身体不能接受的异性蛋白质,就可能导致过敏。

食物过敏的过程

现在我们就来看看,过敏原是如何导致过敏的。

食物通过食道、胃,进入肠道,而肠壁的细胞之间不是严丝合缝的,都存在着不小的缝隙。

如果未经很好消化的食物颗粒进入这个缝隙里,就会到达血液。对于血液来说,这些外来者是异类,无法接受。

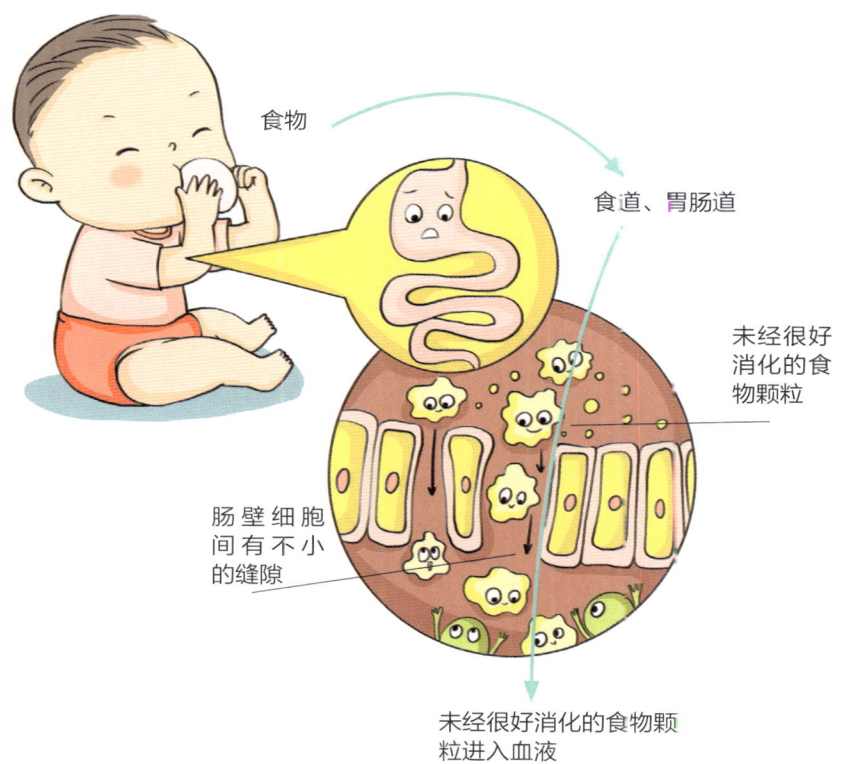

食物过敏的过程1

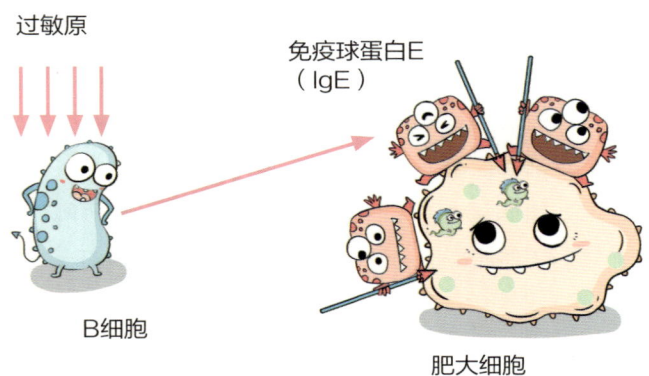

食物过敏的过程2

食物颗粒到了血液里，会刺激B细胞，从而使B细胞产生很多IgE，IgE就会附着在肥大细胞的表面。

当孩子再次吃这种食物时，食物颗粒再次从肠道缝隙进入，与黏附在肥大细胞表面的IgE结合，从而刺激肥大细胞，使肥大细胞破溃。肥大细胞破溃后，组织胺会从破溃处释放出来，导致人体出现过敏的症状。

如何去阻挡这些异类进入血液？全靠肠壁表面附着的细菌和黏液，它们能在肠壁表面形成一层保护膜，使食物颗粒无法进入肠壁的缝隙。

孩子刚出生时，肠道内是没有细菌的，肠道菌群需要慢慢建立。如果在孩子的肠道菌群还没有建立好时就让他接触了异性蛋白质，或在肠道菌群建立后又被人为地破坏，肠壁细胞间的缝隙失去了遮挡，食物颗粒就会从缝隙处长驱直入，到达血液。

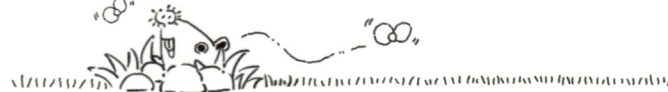

第四章 **食物过敏** 隐藏在生活里

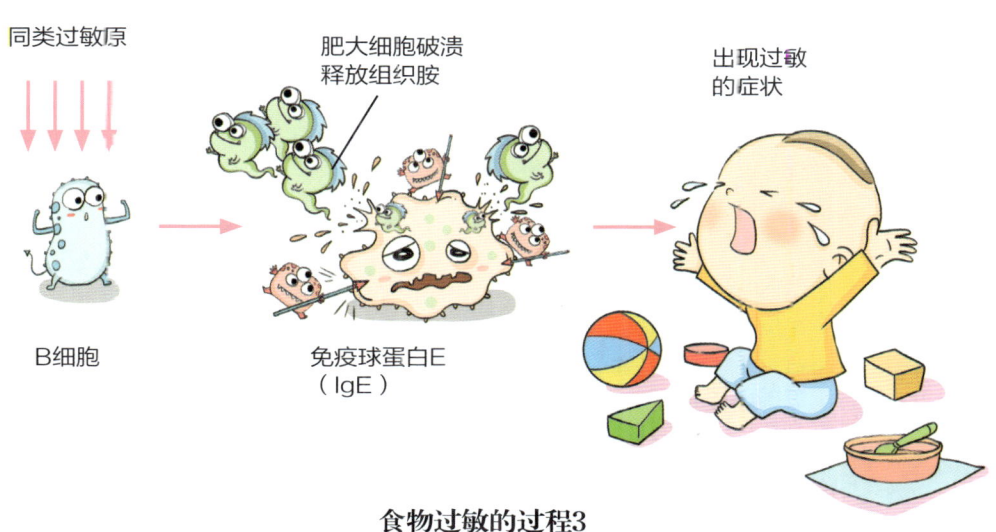

食物过敏的过程3

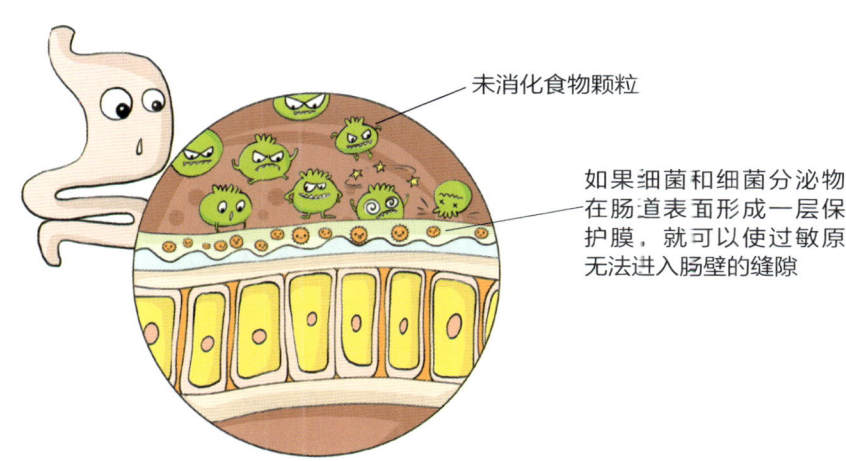

保护膜使食物颗粒无法进入肠壁的缝隙

绕得开的食物过敏

隐蔽的致敏，现身的过敏

对于自己的宝宝出现食物过敏，丽丽还是不太愿意相信："我的宝宝吃这种食物也不是第一次啊，为什么以前吃不过敏，现在吃就过敏了呢？不是说对某种食物过敏，吃多吃少都会过敏，而且每次吃都会过敏吗？"

从致敏到过敏

这位妈妈的问题，带出了一个食物过敏的过程，就是从致敏到过敏的过程。

孩子对某种食物过敏，不是某一天、某个时候突然就过敏了，其实在孩子出现过敏表现之前，他已经对这种食物致敏了，只是我们没有察觉到而已。

前面我们说到了，孩子吃了某种食物，食物中的过敏原通过肠道缝隙进入血液，刺激B细胞，从而使B细胞产生IgE，并附着在肥大细胞的表面。

这时IgE只是附着在肥大细胞的表面，没有使肥大细胞破溃，所以肥大细胞没有释放出组织胺，孩子不会出现过敏的反应。但孩子体内的免疫系统已经对这种食物有了"记忆"，这时孩子就已经对这种食物致敏了，致敏阶段其实是量变的积累。

当孩子再次吃了这种食物时，过敏原与黏附在肥大细胞表面的IgE结合，刺激肥大细胞，使肥大细胞破溃，肥大细胞里富含的组织胺就会释放到人体组织内，使人体出现过敏症状，比如皮肤上起疹子、拉肚子、咳嗽，甚至喘息。这时候，量变转化为质变，致敏就变成了过敏。

可见，过敏分为两个阶段，第一个阶段是致敏阶段，是量变，

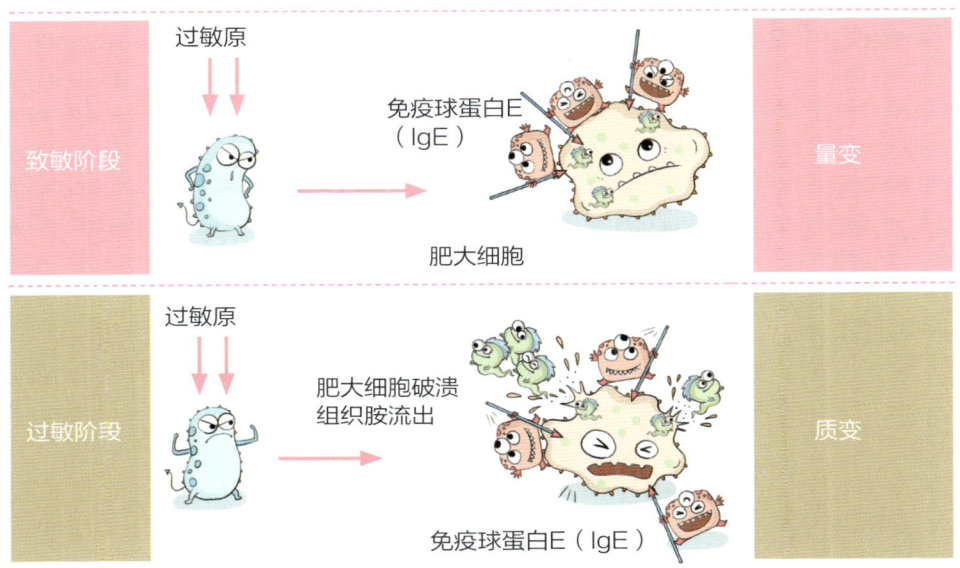

第二个阶段是过敏，是质变。这就是为什么孩子第一次吃某种食物没有引起过敏，以后再吃却过敏了。因为第一次吃的时候是致敏，而再次吃，才是过敏。

致敏阶段很难发现

很多家长都说，要是在孩子致敏的阶段能早发现就好了，可是很遗憾，致敏阶段是很难发现的，因为它没有症状。而我们能看到症状的时候，已经到了过敏阶段了，从这个意义上说，致敏是早期，而过敏则是后期。

正因为致敏阶段的隐蔽性很强，家长觉得很无奈，觉得无法阻止过敏。其实，过敏与生活方式息息相关，改变原有的生活方式和喂养方式，就可以降低孩子致敏的机会，降低过敏的风险。

食物过敏的表现

食物过敏什么样

宝宝腹泻了,丽丽打来电话咨询:"我家宝宝最近新添加了一种新的食物,今天宝宝的便便和平时不太一样,比平时的要稀,我不知道是不是过敏了,过敏到底有哪些表现?"

食物过敏影响的3个器官

食物过敏会影响到孩子的3个器官:皮肤、消化道和呼吸道。这3个器官有一个共同特点:都是人体的表面器官,皮肤是外在的表面器官,消化道和呼吸道是内在的表面器官。

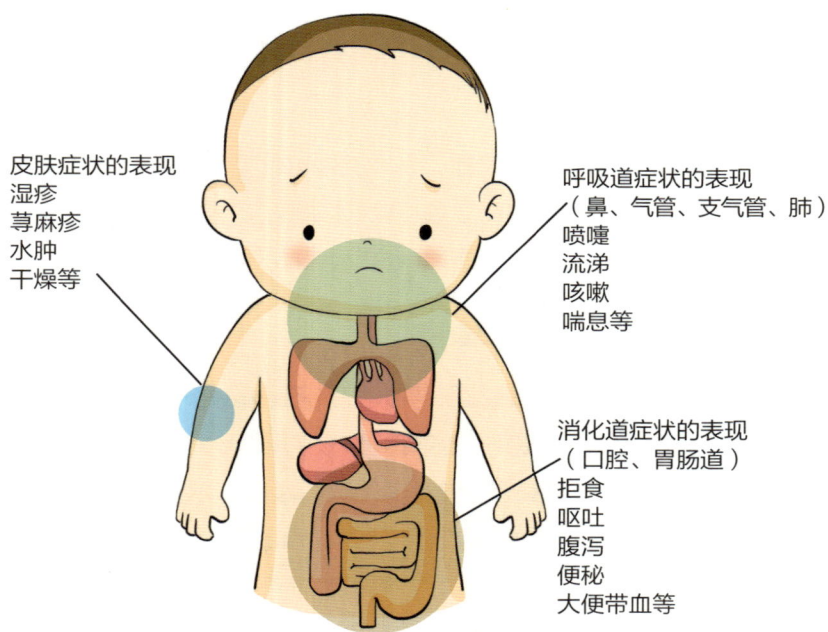

皮肤症状的表现
湿疹
荨麻疹
水肿
干燥等

呼吸道症状的表现
(鼻、气管、支气管、肺)
喷嚏
流涕
咳嗽
喘息等

消化道症状的表现
(口腔、胃肠道)
拒食
呕吐
腹泻
便秘
大便带血等

食物过敏的常见症状

怎样发现孩子出现食物过敏

不少家长都有疑问:"孩子感冒发烧也会呕吐、咳嗽,感染轮状病毒也会腹泻,我怎么知道他出现腹泻、咳嗽是过敏引起的还是其他原因引起的?"

家长有这样的疑问很正常,过敏的表现确实没有特异性,也就是说,过敏表现的所有症状都不是它所特有的。就像腹泻、便秘、呕吐都是过敏的症状,但并非只有过敏才有这些症状,其他原因也会导致孩子腹泻、便秘和呕吐,使家长没有办法去简单地分辨是不是过敏引起的。

不过,家长可以通过下面的方法来做个初步判断:

如果孩子是因为过敏而出现的症状,都有一个共同点,就是跟进食密切相关。如果孩子吃了某种食物后出现了过敏的症状,停止吃这种食物后症状就得到自行缓解,这种情况就可能是食物过敏惹的祸。

举个例子,孩子腹泻不一定是过敏引起的,有可能是病毒感染或吃了不干净的食物引起的。这时,家长要留心这两天是否给孩子添加了一种新食物。如果孩子只要吃了这种食物就腹泻,不吃这种食物腹泻就停止了,那很可能是他对这种食物出现了过敏。

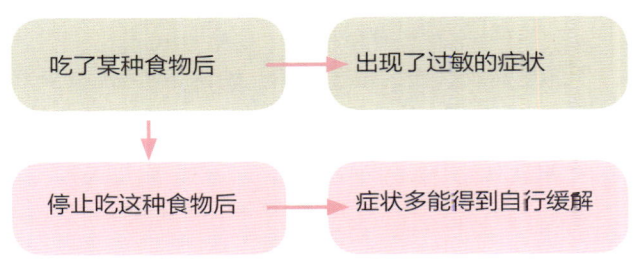

食物过敏的常见症状

过敏表现会在72小时内出现

对于宝宝的腹泻到底是不是食物过敏引起的,丽丽还是有些拿不准:"我家宝宝是5天以前添加的新食物,前几天便便都很正常,就是今天有些稀,是过敏引起的吗?"

过敏的关键时间节点:72小时

如果孩子确实是5天前添加的新食物,那么腹泻与过敏的关系不大,可能是其他原因引起的。

食物过敏以症状出现的快慢可以分为两类,一类是急性过敏,一类是慢性过敏。但无论是急性过敏还是慢性过敏,都有一个关键的时间节点:72小时。也就是说,急性过敏和慢性过敏都会在72小时内出现过敏症状。

急性过敏的反应很快,可能在1小时之内就出现了,快的甚至不到1分钟就出现症状,比如对青霉素过敏,可以在瞬间就有反应。而慢性过敏的症状出现得相对晚一些,但再晚也不会超过72小时。

添加新食物,观察72小时

正是因为食物过敏会在72小时之内有各种不适的表现,所以,我们通常建议家长给孩子添加一种新的食物后,要观察72小时,也就是说,72小时之内可以多次给孩子吃这种新食物,但不要再添加其他的新食物。如果72小时过去了,孩子没有出现任何不适的表现,说明这种食物他是可以接受的,这时才可以考虑再添加一种新的食物。

如果孩子吃了某种食物,72小时之内出现了呕吐、腹泻、湿疹等过敏表现,要先停止给孩子再吃这种食物。不再吃这种食物后,出现的过敏症状消失了,可以让他再吃一次,如果孩子又出现了与之前一样的症状,就说明孩子可能对这种食物过敏了。

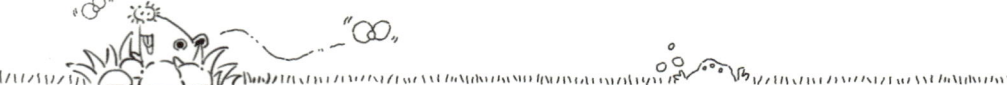

第四章 **食物过敏** 隐藏在生活里

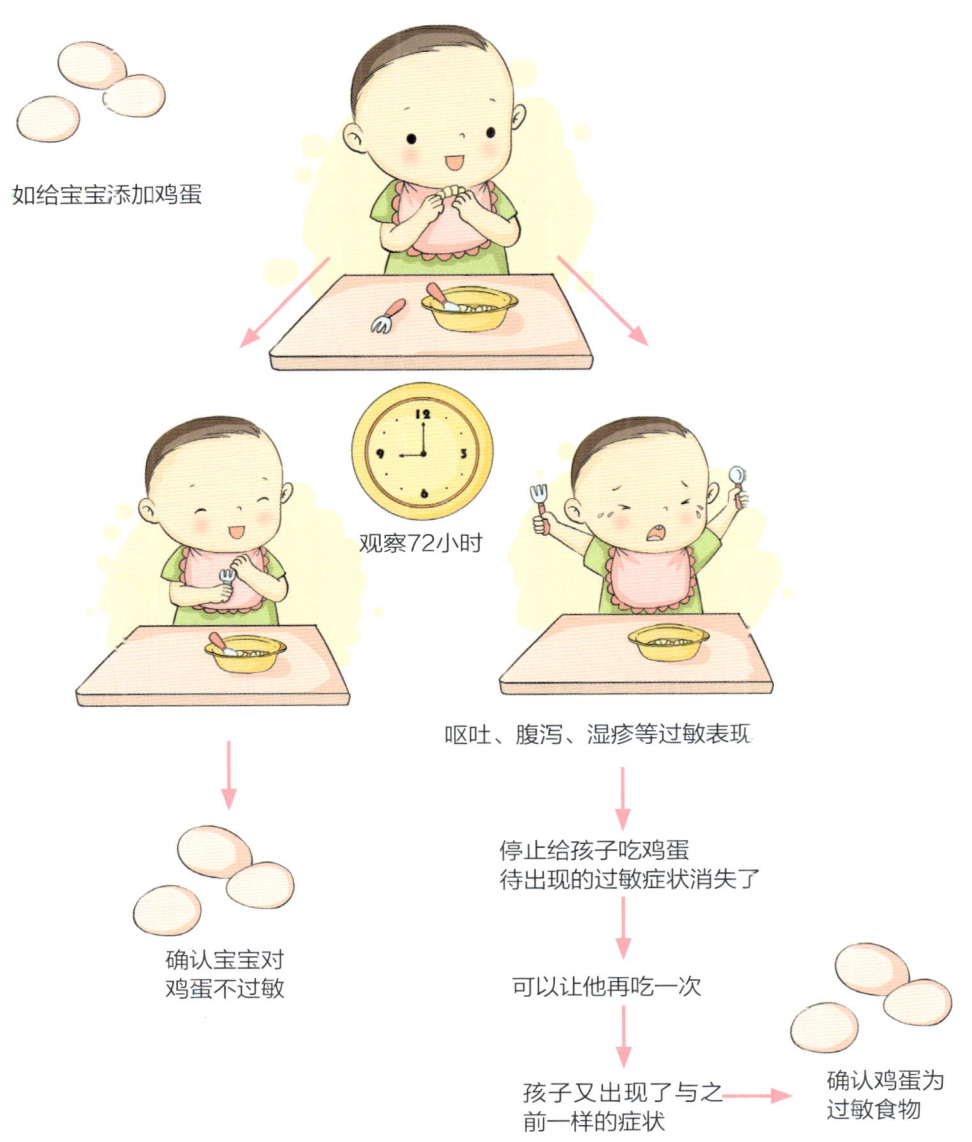

如何判断宝宝是否对食物过敏

为什么过敏的孩子越来越多

与孩子的生理特点有关

对于宝宝的过敏,丽丽还有很多不解,她还在追问宝宝的过敏问题:"我们大人和大孩子吃东西,怎么没那么多讲究,为什么宝宝吃一种新食物,就要特别注意过敏呢?是宝宝对过敏原更敏感吗?"

肠道缝隙导致过敏

孩子吃进去某种食物,在消化过程中,食物颗粒由大逐渐变小,正常的情况下,这些小的颗粒会被吸收,到人体内产生养分,使孩子能够生长发育,而大颗粒就被当作废物排出体外了。

但是,如果肠壁细胞之间有缝隙,一些还不是很细腻的食物颗粒就会迅速穿过肠壁,被血液直接吸收。只要不是经过静脉输入血液里的,对于血液来说都是异物。这些食物颗粒是不应该直接进入到血液里的,突然来袭的异物会刺激人体的免疫细胞B细胞,导致人体出现过敏。

孩子的肠道有缝可钻

为什么孩子比大人更容易食物过敏?这与孩子的生理特点有关。

刚出生的孩子肠道还没有发育成熟,肠壁细胞间都是有缝隙的。而且,孩子刚出生的时候,肠道内是无菌的,出生后,肠道菌群需要慢慢建立。肠道菌群没有完全建立时,无法在肠道表面形成保护膜,致使过敏原很容易地长驱直入进入血液,所以孩子更容易出现过敏。

我们成人的肠壁虽然也有缝隙,但这些肠道缝隙已经被某种物质

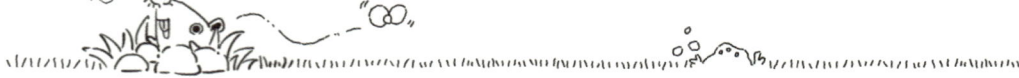

第四章 **食物过敏** 隐藏在生活里

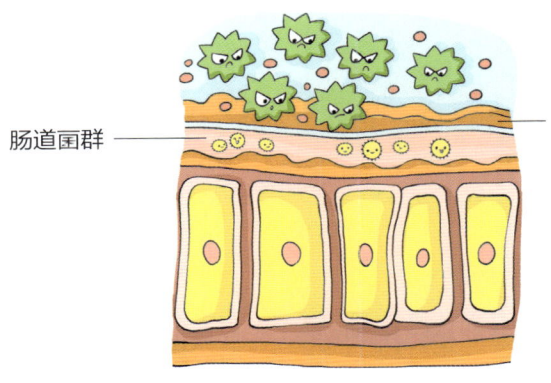
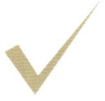

成人的肠壁

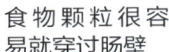
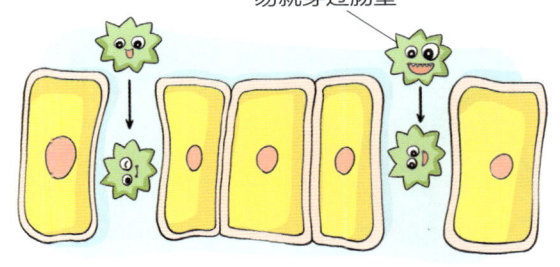
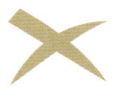

孩子的肠壁

所覆盖住，使食物颗粒无法直接穿透，自然就不会引起过敏了。这种能够覆盖住肠道缝隙的神奇物质是什么呢？就是肠道正常菌群及其分泌物。我们的小肠和大肠中覆盖着以厌氧菌为主的细菌群，这些细菌还会分泌黏液。这些肠道细菌和黏液慢慢地就会形成一层保护膜，不仅能遮挡住肠道缝隙，还可以促进食物消化。

配方粉加得太早

丽丽还是有些不明白:"既然宝宝的肠壁表面都有缝隙,而且肠道菌群又没有建立,那应该所有的宝宝都会过敏才对啊。可是事实并不是这样,有的宝宝会出现食物过敏,有的宝宝却没有食物过敏,这又是为什么?"

母乳喂养有利于肠道菌群建立

同样是新生儿,同样的肠壁都有缝隙,为什么有的孩子过敏,有的孩子却不过敏?关键就在于肠道菌群的建立,在肠道表面形成保护膜,每个孩子经过不同的喂养所形成的结果是不一样的。

重要的细菌是怎么来的

在妈妈肚子里的时候,胎儿的体内是没有细菌的。

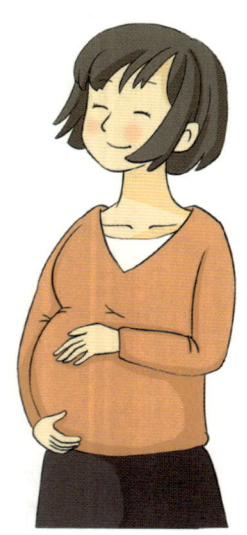

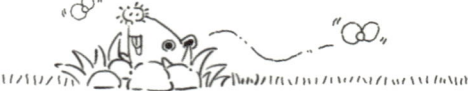

第四章 **食物过敏** 隐藏在生活里

孩子出生后，有两个途径可以接触到细菌，一个是自然分娩时在妈妈的产道内接触的一些细菌，这些细菌会被孩子吞进消化道里。另一个接触细菌的途径是在母乳喂养过程中，妈妈的乳头、乳头周围皮肤和乳管内的细菌会被孩子吃到肚子里。

孩子接触到细菌的第一个途径　　孩子接触到细菌的第二个途径

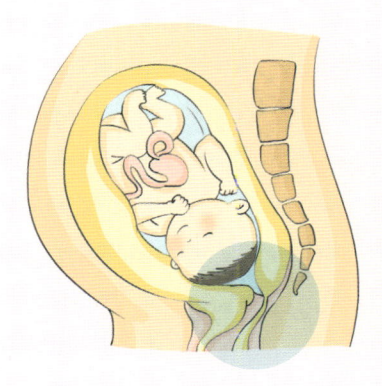

自然分娩时在妈妈的产道内接触的一些细菌

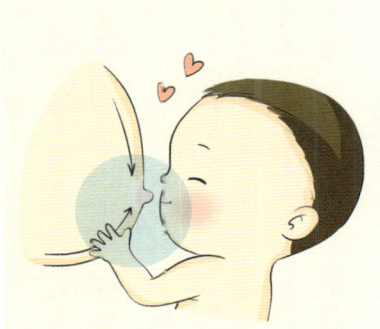

妈妈的乳头、乳头周围皮肤和乳管内的细菌会随着母乳喂养过程被孩子吃到肚子里

孩子通过母乳喂养过程获得的是以厌氧菌为主的细菌，这些细菌到了无氧的肠道环境中不断繁殖，很快就会在肠道内形成一层保护膜。所以，自然分娩、母乳喂养能够使孩子的肠道菌群早早建立，从而过敏的可能性也就大大减少。

绕得开的食物过敏

为什么配方粉喂养容易导致孩子过敏

刚生下来就吃婴儿配方粉的孩子就不如吃母乳的孩子幸运了。

奶瓶经过消毒，不像妈妈的乳头和乳管那样附有细菌，孩子的肠道接触细菌的时间就会推后，肠道内的保护膜形成的时间也比母乳喂养的孩子晚。

在肠道菌群还不完善的时候接触配方粉，其中的食物颗粒容易通过肠壁缝隙进入血液，就有可能引起过敏。我们之所以特别关注孩子

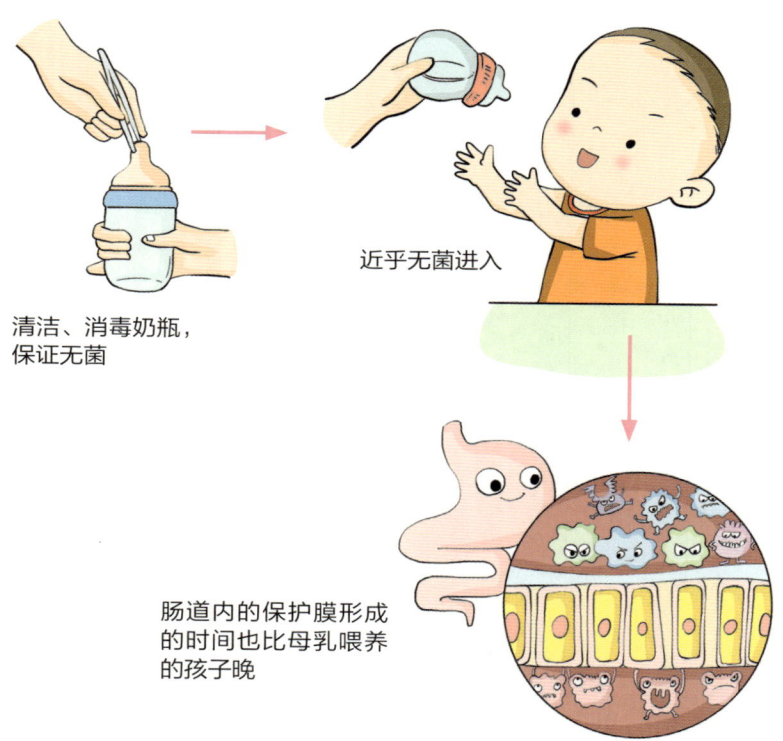

清洁、消毒奶瓶，保证无菌

近乎无菌进入

肠道内的保护膜形成的时间也比母乳喂养的孩子晚

喝配方粉的孩子易过敏

第四章 **食物过敏** 隐藏在生活里

第一口吃的是配方粉还是母乳，就是这个原因。

第一口吃的如果是配方粉，这时细菌及黏液层都没形成，吃进去的异性蛋白质就会通过肠道缝隙进入血液，使孩子处于致敏的状态，如果之后通过母乳喂养，孩子的肠道内形成了一层保护膜，配方粉的颗粒不能够再通过缝隙直接进到血液里，就不会出现过敏。但如果之后孩子再次接触配方粉时，就有可能由致敏变成过敏。

奶喂养	过敏的形成		状态
1 第一口吃的如果是配方粉		这时黏液层还没形成，吃进去的异性蛋白质就会通过肠道缝隙进入血液	这时孩子已经处于致敏的状态
2 然后改为全母乳喂养方式		孩子的肠道内形成了一层保护膜，母乳的颗粒不能够再通过缝隙直接进到血液里	处于对牛奶蛋白致敏状态，但不会出现过敏
3 当孩子再次接触配方粉		牛奶蛋白与黏附在肥大细胞表面的IgE结合，刺激肥大细胞，使肥大细胞破溃，释放组织胺	致敏有可能变成过敏

消毒剂用得太多

丽丽又将一个新的问题抛了出来："我的宝宝一直是吃母乳啊，我朋友的宝宝也没有添加过配方粉，可是我们的宝宝都出现食物过敏了，能找到原因吗？"当问到她平时是否习惯用消毒纸巾给孩子擦手、是否经常用消毒剂清洁孩子的玩具时，她的回答是，"孩子的手到处乱摸，玩具到处乱扔，都很脏，当然要经常消毒了，不然孩子吃进不干不净的东西该闹肚子了。"

消毒剂在慢慢破坏肠道菌群

家长担心孩子吃了不干净的东西会腹泻，所以经常用消毒纸巾给孩子擦手，反复用消毒剂清洁家居和玩具，正是这看似清洁的习惯，大大增加了孩子出现过敏的概率。

为什么这么说？因为家长过度清洁的习惯，会让孩子把消毒剂吃到肚子里。

家里有孩子，很多家长都备有消毒纸巾，经常用消毒纸巾给孩子擦手，认为这样既方便又卫生。

但是，如果孩子擦完手，再用手拿东西吃，或者把小手放到嘴里吸吮，就会把消毒纸巾残留在手上的消毒剂吃到肚子里。

这些消毒剂的残留物吃到肚子里，就会破坏肠道内正常的菌群，使肠道菌群失调，肠壁受到破坏，缝隙增大，使食物颗粒有机会进入血液，引发过敏。

孩子需要接触细菌

孩子平时接触少量的细菌，这样有利于肠道菌群的建立，增强身体对细菌的适应力，从而促进免疫系统的成熟。如果家居环境中经常

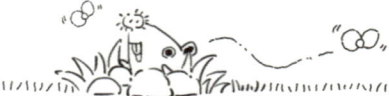

第四章 **食物过敏** 隐藏在生活里

用消毒剂清洁，使孩子的周围环境处于几乎无菌的状态，孩子几乎接触不到细菌，不利于肠道菌群的建立和免疫系统的成熟。

孩子的肠道菌群正在建立，需要在日常生活和喂养过程中给予扶植，要尽可能减少破坏肠道菌群的行为。如果这边在建立，那边又在破坏，肠道菌群将长期处于不稳定状态，孩子的身体自然就会出现过敏。

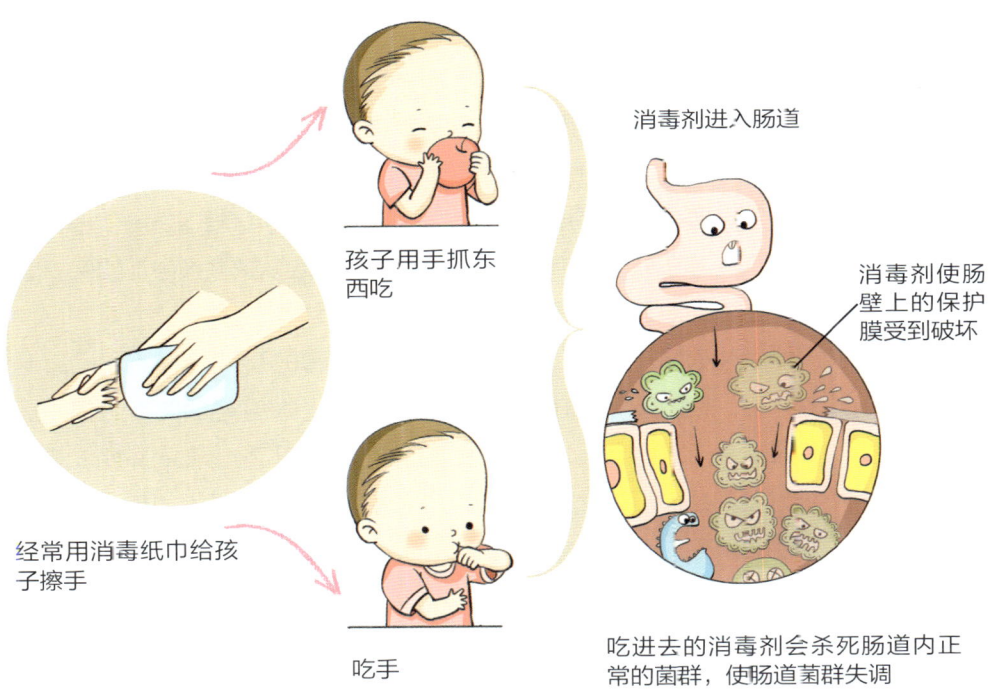

过分消毒破坏肠道菌群建立

抗生素用得太随意

丽丽带着宝宝来到诊室:"我家宝宝感冒好几天了,昨天开始发烧,体温38.6℃,他奶奶不放心,今天非让我带他来看看,问问需不需要输液。如果不用输液的话,奶奶说给开点口服的抗生素也行,让宝宝的感冒快快好起来。"

抗生素会破坏肠道菌群

前面我们说过,肠道的表面有一层细菌及细菌分泌物,它们在肠道表面形成一层保护膜,阻止食物颗粒进入肠壁缝隙,避免了异物直接快速地进入血液引发过敏。

当肠道内的细菌被杀灭,肠道菌群的平衡被打破了,肠道表面的保护层受到了破坏,不再完整,食物颗粒就会从这些被破坏的保护层缝隙进入血液,孩子就会出现过敏。

抗生素是杀灭细菌的药,但它是黑白不分的杀手,可戏称为"盲人杀手",不管是对人体有益的细菌还是危害人体健康的细菌,它都一视同仁地杀灭。所以很多家长会发现,在给孩子用了一段时间的抗生素,治好细菌感染后,他又开始拉肚子了!这就是因为肠道的正常细菌被抗生素杀灭,导致肠道表面已形成的保护膜被破坏,造成过敏。

滥用抗生素,增加过敏风险

很多家长都有这样的行为:孩子感冒发烧了,第一反应就是吃消炎药(抗生素),能输液更好,因为输液好得快。真的是这样吗?其实不然。发烧的孩子大多数都是病毒感染,抗生素其实是无效的。一项研究发现,感冒了吃抗生素要比不吃抗生素晚些恢复健康!其中的原理就是抗生素对感冒无效,还会杀死孩子体内的好细菌,提高过敏

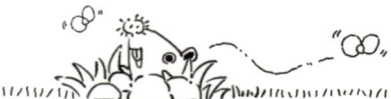

风险,所以,不能把抗生素当作放之四海而皆准的"救命稻草"。

不规范使用抗生素,会导致过敏

遇到细菌感染,抗生素还是很管用的。但有时候家长因为担心抗生素的副作用,病情见好就不用了,比如医生让用5天,孩子吃了3天后症状消失了,家长就不给孩子吃了。这样做的结果是细菌没有被完全杀死,它会反扑,而且在反扑的过程中,它会慢慢适应,产生抗药性,以后再用同一种药就不管用了,因为细菌已经有了耐药性。不规范使用抗生素的做法也会从侧面慢慢地导致肠道菌群失调,易引发食物过敏。

所以,家长在给孩子使用抗生素时一定要慎重:

● 病毒性的感冒、发烧,不要使用抗生素。

● 细菌性感染需要使用抗生素时,一定要根据医嘱用满疗程。

● 为减轻抗生素的副作用,在服用抗生素的同时 可以给孩子吃一些益生菌制剂,这样可以帮助肠道菌群的恢复,但注意抗生素和益生菌不要同时服用,至少要间隔两个小时。

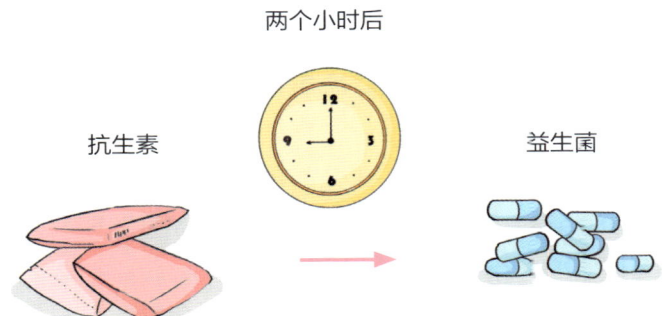

注意抗生素和益生菌不要同时服用

喜新厌旧太彻底

过早添加配方粉容易过敏，经常使用消毒纸巾会导致过敏，抗生素也会诱发过敏，丽丽不禁感叹："过敏的学问可真深啊！看似再正常不过的一些举动，原来也和过敏有关系，那平时我们还有什么举动是容易造成宝宝过敏而我们又不知道的？"

孩子接受外来食物的机会多了

过敏与我们的生活方式是息息相关的，为什么过去的孩子很少有过敏的，现在的孩子过敏的越来越多？过敏为什么被称为最具21世纪流行性的疾病之一？就是因为大家的生活方式改变了，而我们体内的基因又跟不上改变的速度，所以身体就会出现过敏。

我们国家近些年来过敏的人群迅速增长，是因为我们的生活水平有了很大的提高，物质极大丰富，国际间的交流越来越活跃，想要什么样的东西都能够买到。而很多家长又有这样的观念：国外的东西肯定要比国内的好，所以经常给孩子选择进口的食物，孩子比父母小时候接触的新食物要多得多，种类繁杂。

遗传基因接受不了陌生的食物

孩子接触了大量的新食物，而他体内的基因适应的还是我们传统的食物，对外来的新食物无法接受，从而造成了过敏的发生。

比如一个小学一年级的孩子，他的认知能力和水平是有限的。如果给他讲高中一年级的课程，就算他再聪明也理解不了，因为跨度太大，他的理解力根本达不到，再好的老师也没有办法让他理解高一的知识内容。

再回过头来说过敏，我们已经知道B细胞与过敏的密切关系，而B细胞的功能是受遗传因素影响的，家长对食物的接受度会遗传给孩

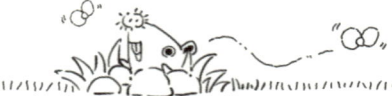

第四章　**食物过敏**　隐藏在生活里

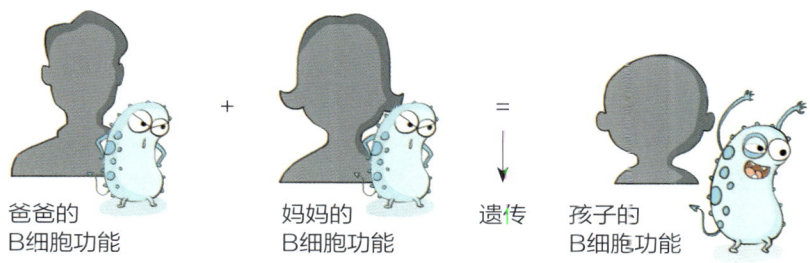

过敏的遗传因素

子,孩子的B细胞所能接受的是家长平常吃的食物。如果给孩子吃的是家长从来没有吃过的食物,孩子体内的B细胞是不认这些食物的,就像一年级的孩子学不会高中的课程一样,身体就会做出不适应的抵抗反应。

食物选择容易忽略接受度

很多家长问我,可以给孩子吃牛油果、金枪鱼、三文鱼吗?我问家长,你们小时候吃过这些食物吗?回答当然是否定的。现在给孩子添加辅食的时候,他们会首选这些食物,是因为觉得有营养,是好东西。可是却不知道,这些他们以前没有接触过的食物,对孩子而言,不如他们自己从小吃到大的米、面、青菜、苹果、猪肉接受度好。

"有条件为什么不给孩子更好的?"这是很多家长的想法,他们认为的好,是从食品安全和营养角度去考虑,却很少考虑到孩子对这些食物的接受度如何。牛油果、金枪鱼、三文鱼这些进口食物,家长小时候从来没有吃过,他们体内的B细胞对这些食物完全没有记忆,自然不会遗传给孩子,所以孩子对这些食物的接受度上会存在一定风险,比常吃的食物容易造成过敏。

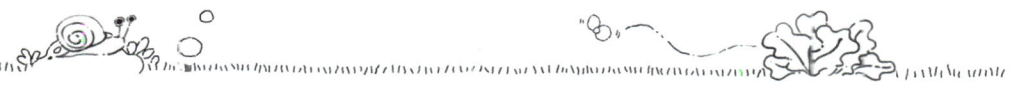

绕得开的食物过敏

接受食物无原则，拒绝食物没商量

丽丽回家后，将医生的说法原原本本地传达给了家里人，婆婆听了后，赶紧对丽丽说："你以后别再四处淘那些新鲜东西给宝宝吃了，只要是容易引起过敏的，咱们一概不碰！"丽丽的妈妈却不以为然："没那么严重吧，我们丽丽小时候可是什么都吃，也没有过敏啊，现在身体多好！要我说啊，别管过不过敏，该吃就给他吃，这样才能长得好！"

对待食物像交朋友

丽丽的婆婆和妈妈代表了家长对待食物的两种截然不同的态度：拒绝一切可能导致过敏的食物，或者无原则地接受所有食物，这两种做法都是不妥的。

对待食物的态度，其实和我们交朋友的态度是一样的。朋友之

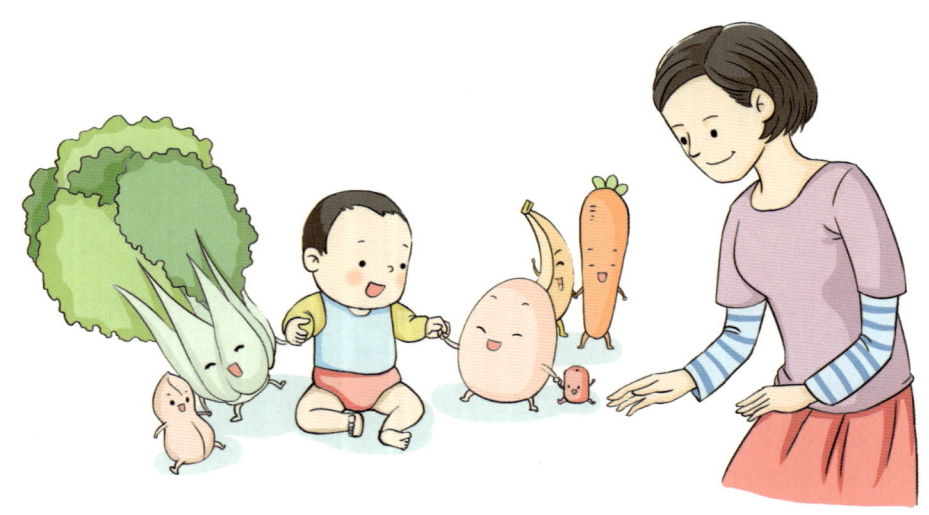

间应该有一个度，既不能太疏远，也不能太亲近。这个度掌握不好，朋友关系就会出问题。

如果你的一个朋友到你家后，经常翻你的抽屉，拿你的东西，你肯定会觉得这个朋友做得太过分了。如果他第一次有翻抽屉的举动时，你及时阻止了他，就不会出现后来他经常翻抽屉的举动了。如果你没有阻止他，就等于在纵容、默许他的这种行为。可是以后他经常这样做，你又觉得不能忍了，拒绝再和他做朋友。这是不少人常有的思想：接受你的时候无原则，拒绝你的时候没商量。

对待易过敏食物不能走极端

有时候，家长对待过敏食物的态度也容易走极端，要不就是无原则地全盘接受，要不就是没商量地一概拒绝。孩子对鸡蛋、牛奶过敏的概率比较高，有些家长就希望孩子永远也别碰它，对鸡蛋、牛奶避之唯恐不及，把它们看成是敌人。有些家长却认为，牛奶、鸡蛋不能吃，拿什么长身体？该吃就得吃，即使过敏了长点儿湿疹怕什么，抹湿疹膏就能好。

这两种态度都不是对待食物的正确态度，就如同交朋友一样，先要有原则地选择，一点一点慢慢亲近、了解，才可以分辨出哪些是适合的食物，哪些是会真正发生过敏的食物，要避免食用。

为什么孩子会出现食物过敏？就是家长在选择食物的时候，对它没有任何要求，接受的时候没有原则，它就会出现像朋友翻抽屉那样过分的举动。所以，给孩子选择食物，不是最贵的就一定是最好的，不是你给他最好的就是最适合他的。亲疏有度，对待朋友如此，让孩子慢慢接受食物也应如此。

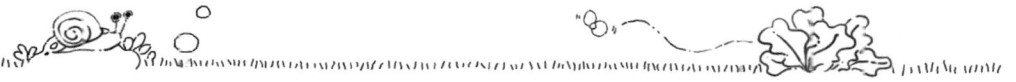

● 绕得开的食物过敏

生活方式的影响超越遗传基因

丽丽对于宝宝的过敏挺郁闷的："听说过敏会遗传，我朋友怀孕的时候过敏了，她的宝宝也过敏，她很内疚，觉得是自己把过敏传给宝宝的。我们没有过敏家族史啊，为什么宝宝还是过敏了？"

孩子不是一生下来就过敏

胎儿在妈妈肚子里的时候，通过胎盘来获得营养，但并不是任何物质都能通过胎盘输送给胎儿的，这中间有一个选择性。实际上，妈妈吃进去的东西消化以后，只有很少的一部分通过胎盘传给胎儿。

除了营养，妈妈还会把自己机体的一些免疫球蛋白输送给孩子，这4种免疫球蛋白分别是IgA、IgG、IgM、IgE，它们当中只有IgG能够通过胎盘，而IgE是大分子，会被胎盘阻挡，无法通过。所以，胎儿体内不会有IgE，也就是说，过敏的妈妈体内的IgE基本不会通过胎盘传给孩子的，孩子并不是一生下来就过敏。

极个别的孩子生下来IgE就很高，这是因为妈妈在怀孕早期有过流产的经历，后来又保住了胎儿。其实在出现先兆流产时，妈妈的血液和胎儿的血液已经有了接触，IgE不是通过胎盘而是通过血液传播给孩子的。

生活方式的沿袭导致孩子过敏

现在有研究表明，过敏并没有明显的遗传倾向，有过敏家族史的孩子之所以更容易出现过敏，很大原因是这个家庭中有一些导致过敏的生活方式。这样的生活方式在代代相传，而他们并没有意识到这是过敏的真正根源，所以才会出现一家几代都过敏的现象。将这些引起过敏的生活方式改变，孩子出现过敏的可能性就会大大降低。

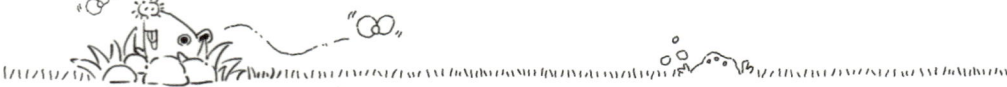

常见的食物过敏问题

嘴唇肿胀,立即停吃

丽丽买了几个芒果,想让宝宝尝尝。宝宝吃了几口就把头扭到一边不吃了。丽丽给宝宝擦嘴时,发现他嘴唇周围的皮肤发红,而且嘴唇还有些肿。她赶紧咨询医生这种情况是不是过敏。

口周红不一定是过敏,但肿了一定是过敏

如果孩子吃了一种食物后,嘴唇周围只是发红,很可能是水果、蔬菜的汁液刺激造成的,这种情况不是过敏。但是,如果孩子的嘴唇肿了,那就是过敏了。

在吃完某种食物之后,嘴唇、咽、舌、喉出现水肿、瘙痒,这种表现叫口过敏综合征,是消化道症状的主要表现之一。对于消化道的过敏表现,家长往往会关注孩子有没有呕吐、腹泻、便秘、便血,而对于嘴的表现有时关注不到。

出现过敏症状,马上停吃

孩子吃了某种食物有过不舒服的感觉之后,他会本能地回避这种食物。家长如果发现孩子吃别的食物都挺好,他只拒绝吃这种食物,或者吃完后嘴唇周围又红又肿,要想到孩子可能对这种食物过敏了。这时家长可以拿个小勺轻轻撬开孩子的嘴,压低舌头,借光源查看他的嘴里,如果他的咽部、喉部和舌头都有水肿,就证明确实是口过敏综合征,必须马上停止吃这种食物,如果继续吃的话,会引起消化道的进一步过敏。

● 绕得开的食物过敏

父母过敏的食物晚些加

丽丽的朋友对虾、蟹等高蛋白的海鲜过敏，她和丽丽讨论：是不是她的宝宝对这些食物也容易过敏？如果不吃这些食物，宝宝会不会营养不全面？

孩子不是试金石

如果父母本身对某些食物过敏，那么给孩子添加的时间相对来说就要偏晚一些。虽说从预防过敏的角度考虑，早接触各种食物孩子更不容易过敏，但也要看具体的情况而定。

有家长为了让孩子获得更好的营养，把他们认为好的食物都给孩子尝试，看看过不过敏，再来决定给孩子吃什么。但是，早加食物，并不是要把所有的食物都让孩子吃到。孩子不是试金石，他的生长发育需要营养的支持，也需要循序渐进。如果明明知道爸爸或妈妈对某些食物过敏，仍然给他早早吃这些食物，孩子过敏的机会就会增加，营养保障就会出现问题。

保证基础营养

孩子正处于快速生长的阶段，而快速的生长必然需要更多的营养支持，所以，一定要保证孩子能得到充足的基础营养。

先给孩子添加那些父母不过敏的食物，这样的食物相对来说是安全的，这样能让他获得充足的营养，保证他的生长需要。在此基础上，再慢慢让孩子尝试那些父母容易过敏的食物，这时孩子的体内已经有了一定的耐受基础，过敏的可能就会减小些。

选择食物别走向极端

营养和预防过敏是并存的，只重视哪一方都不行。有的家长为了营养什么都敢给孩子吃，孩子明明对鸡蛋过敏，一吃就长湿疹，家长却认为鸡蛋营养好，从自己的角度出发固执地不愿意停下来，边给孩子抹湿疹膏边给他吃鸡蛋。这样做会对孩子的身体造成伤害，导致孩子的过敏越来越严重，甚至可能今后一直对这种食物过敏了。

另外一些家长则是过于谨慎，担心孩子过敏，什么都不敢给孩子轻易尝试，自己对鸡蛋过敏，就不敢给孩子吃鸡蛋，听说别的孩子对某种食物过敏，也不敢给自己的孩子吃，这种做法容易导致孩子无法获得全面的营养。

谨防过敏食物，别忽略过敏成分

食物过敏也要看是对哪种食物过敏，如果是对基础营养的食物过敏，比如对米、面、鸡蛋、牛奶等过敏，那就是大事。因为这些东西太常见了，可以说防不胜防。生活中，饼干、面包、蛋糕里都可能会有它们的身影，所以更要格外小心，购买这些食物的时候要看清成分，别忽略了隐藏着这种成分的食物。而像芒果、虾、螃蟹等并不是常食用的食物，如果爸爸妈妈对这些食物过敏，完全可以稍晚些再添加。

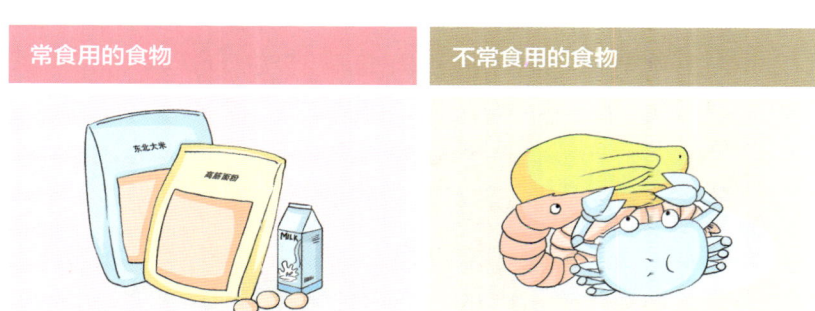

● 绕得开的食物过敏

混合辅食如何吃

丽丽最近给宝宝买了两种水果泥混合在一起的混合果泥，宝宝吃完之后就出现了过敏反应，丽丽赶紧带着宝宝到医院检查，可是，因为宝宝吃的是混合果泥，而且两种水果都是宝宝没吃过的，所以很难判断宝宝是对哪一种水果过敏。

新食物，一次只吃一种

给孩子添加辅食，建议每次只添加一种新的食物。吃了3天之后，如果没有异常反应，可以放心地让他继续吃，然后接着让他尝试另一种新食物。

我们建议每次只添加一种新食物，就是因为万一孩子出现食物过敏，这种方式可以帮助我们很容易找到过敏的食物。

混合食物这样吃

家长也许会问了，那是不是混合的食物都不能给孩子吃了？并非如此，如果是孩子已经吃过的食物，是可以混合在一起给他吃的。

添加水果时，先一种一种地试，两种水果孩子分别试过都没有出现异常反应，才可以将两种水果混在一起给他吃。比如孩子吃了苹果后，3天之内没有出现异常反应；可以给他单独吃香蕉，吃了3天香蕉，也没有异常，下次就可以将苹果和香蕉混在一起吃。

如果两种新水果混在一起给孩子吃，一旦出现过敏，肯定不知道孩子是对哪种水果过敏，还要重新一种一种地试。这样不仅影响了孩子添加食物的时间，也会对孩子的身体造成伤害，而这个伤害原来是可以避免的。

第四章　**食物过敏**　隐藏在生活里

小心食物里的添加剂

丽丽最近遇到难题了。自从宝宝开始添加辅食以来，她一直都是自己做辅食，宝宝吃得很好。最近朋友送了一些成品辅食，她就给宝宝吃了，没想到宝宝过敏了。她百思不得其解：同样的食物，自己做的吃了不过敏，为什么成品吃了却过敏了？

食物过敏还是添加剂过敏

孩子吃了家长自制的辅食不过敏，吃了购买的成品辅食却过敏了，应该是对食物中的添加剂过敏了。这样的情况并不少见，不少家长都问过类似的问题：我们给孩子吃大米粥从来不过敏，为什么给他买米粉吃就过敏了？我们家孩子吃红烧鱼过敏了，可是他吃清蒸鱼并不过敏，这是怎么回事？

- 吃粥不过敏，吃米粉过敏，是孩子对米粉中的添加剂过敏了。
- 吃清蒸鱼不过敏，吃红烧鱼过敏，肯定不是对鱼肉过敏，是对做鱼的调料过敏，因为红烧鱼的调料多，而清蒸鱼的调料少。
- 成品辅食在工业化生产的过程中，为了保证成品的营养成分、味道等方面达到统一标准，不可避免地会加入一些添加剂。自己在家制作辅食，除了食物本身，家长一般不会添加其他东西，因此不易造成添加剂过敏问题。
- 如果发现孩子吃自制的食物不过敏，而吃成品辅食过敏，十有八九就是对添加剂中的成分过敏了，而到底是对添加剂中的哪种成分过敏，并不容易知道，因此及时换成自制的辅食就可以了。

粉状食物比液体食物添加剂少

在成品辅食中，粉状食物中的添加剂要比液体食物中的添加剂

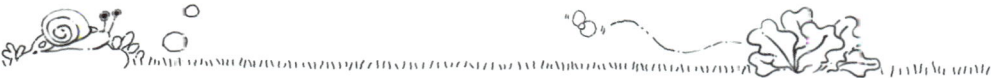

绕得开的食物过敏

少,因为潮湿的环境更容易导致食物腐烂。

比如家里的大米,如果干燥的话,放上一年半载也不见得会变质,但是大米泡水以后,过一段时间就会发霉变质,就是因为大米处于潮湿的环境中,加快了它变质的时间。

泥糊状食物中含有水分,所以它里面肯定会有一定的添加剂,正是这些添加剂导致孩子过敏。

当发现孩子对某种成品辅食过敏,先不要急于停止对这种食物的添加,可以在家自己用这种食物为孩子做辅食,看看孩子是否有过敏反应。如果没有不良反应,那么说明孩子并不是对这种食物本身过敏,只是对成品辅食中的添加剂过敏,不需要停吃这种食物。

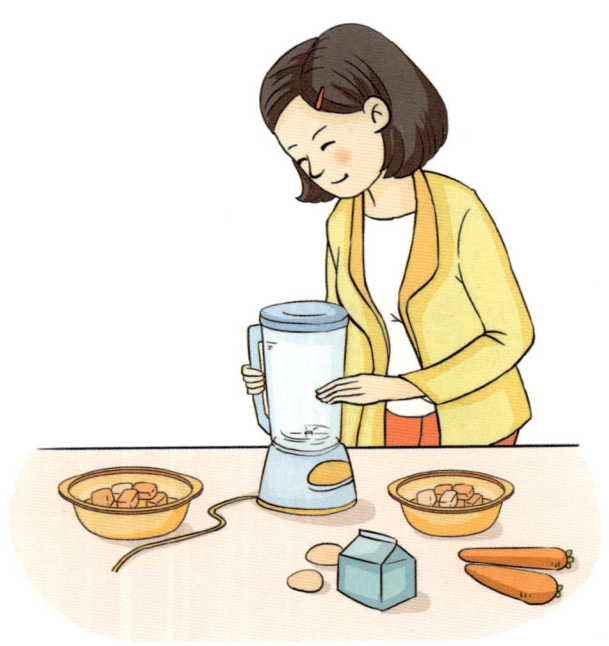

喝配方粉起红疹，换品牌无用

丽丽朋友的宝宝10个月时开始加配方粉，喝完奶后嘴边和胸前出现了一片片红红的疹子。朋友苦恼地跟丽丽说："我换了好几个品牌的配方粉，依然如此。我要不要问问医生，换哪个牌子的配方粉比较好？能不能换成羊奶或豆奶啊？"

喝奶出现皮疹，谨防牛奶过敏

当给孩子添加配方粉，孩子喝了之后出现皮疹、口周红肿、拒食等反应时，家长往往以为孩子是不适应某个品牌的配方粉，想着换一个品牌也许就没事了。其实，这种情况应该想到孩子可能是对牛奶蛋白过敏。

配方粉换品种而不是换品牌

只要怀疑孩子对牛奶蛋白过敏，就要换成氨基酸配方粉或深度水解蛋白配方粉。因为孩子是对配方粉中的牛奶蛋白过敏，而不是对某个品牌的配方粉过敏，所以更换配方粉的品牌是没有用的，因为普通配方粉的蛋白质分子大小都是一样的，这时候换任何品牌的普通配方粉都解决不了根本问题，一定要换成氨基酸配方粉或深度水解蛋白配方粉。

羊奶、豆奶都不是好选择

羊奶和牛奶的蛋白相似度很高，对牛奶过敏的孩子中，大部分对羊奶也过敏。而豆奶与牛奶蛋白的结构虽然相差很多，但是植物蛋白和动物蛋白的结构和营养都不一样，豆奶的营养比牛奶差了很多，长期吃会导致孩子营养摄入不够，影响孩子正常的生长发育。

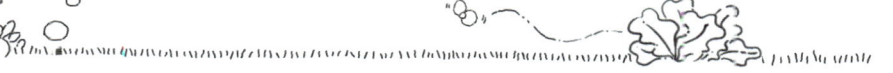

换水解蛋白配方粉需要慢慢过渡

朋友给宝宝换成了深度水解蛋白配方粉，丽丽以为问题解决了。可是朋友又有烦恼了："宝宝根本不愿意喝深度水解蛋白配方粉，我自己尝了一下，味道实在是难闻，又难以下咽。这可怎么办？"

水解蛋白配方粉味道都不好

水解蛋白配方粉实际上就是把牛奶蛋白水解了。所有的东西水解以后味道都会差，所以水解蛋白配方粉都会有苦涩味，水解的程度越深，苦涩味就越重，部分水解蛋白配方粉微苦，深度水解蛋白配方粉很苦，氨基酸配方粉特别苦。

换水解蛋白配方粉要慢慢来

如果孩子原来喝的是普通配方粉，这时马上换成水解蛋白配方粉，孩子肯定不愿意喝。只要孩子的牛奶过敏没有出现急性全身过敏反应，建议不要一下子全部换成水解蛋白配方粉，可以从普通配方粉逐渐过渡到水解蛋白配方粉。

具体替换方法为：

刚开始替换配方粉时，家长可以把一次喝的奶粉量分成5份，4份是原来的普通配方粉，1份是水解蛋白配方粉。

当孩子接受之后，再变成3份普通配方粉加2份水解蛋白配方粉，然后是2份普通配方粉加3份水解蛋白配方粉，1份普通配方粉加4份水解蛋白配方粉，最后才全部换成水解蛋白配方粉。

这样，孩子对这种特殊的味道接受起来要容易得多。

第五章

食物过敏
从识别到预防

预防食物最重要、最关键的一点,就是保持肠道的健康,防止肠道因为受损而出现缝隙,也就阻止了过敏原的进入。

孩子出生后就开始纯母乳喂养,不用违背自然规律的方式喂养孩子,就能让孩子的肠道保持健康,从而让孩子与食物过敏擦肩而过。

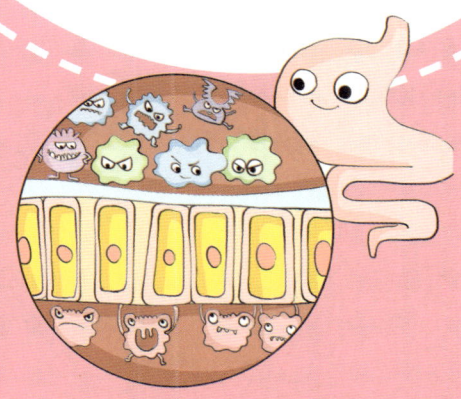

怎么知道孩子食物过敏了

过敏原检测，不是所有孩子都适合

丽丽和一个朋友一起来到诊室，朋友有个11个月大的宝宝，出生不久就长湿疹了。她的朋友说，宝宝出生后一直是母乳喂养，母乳喂养期间补充了维生素D。8个月后开始添加婴儿配方粉。她苦恼地说："我带孩子去医院看过不止一次，还给他查了过敏原，可是检查结果都是阴性的，没有一项是阳性，看起来宝宝的湿疹不是过敏引起的，那是什么原因引起的？"

过敏原的两种检测方法

现在很多医院都可以进行过敏原检测，主要方法包括皮肤点刺试验和血液免疫球蛋白E（IgE）检测，它们都是常规检查，但测试机理不同。

皮肤点刺试验是将过敏原试剂点刺于挑破的皮肤表皮内，观察皮肤的反应情况。这种检测方法会因为测试前服用了抗过敏药物而出现检测结果偏差。

IgE血液检测是直接测定，不受药物的影响。但是，IgE在体内达到一定浓度时才能检测出来，通常是过敏症状在先，IgE阳性检测结果在后，所以1岁以内的孩子或过敏症状短于6个月的孩子，采用这种检测方法并不一定是阳性结果。

不适合过敏原检测的孩子

这位家长的孩子明明湿疹很严重，过敏原检测结果却为阴性，这种情况在小孩子中比较常见。其实，过敏原检测并不适合年龄小的孩子。

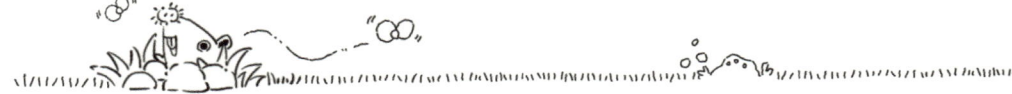

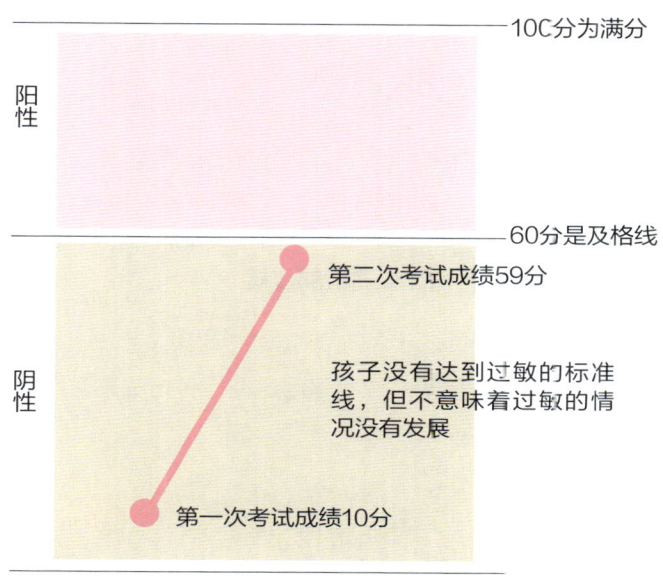

过敏原检测的解释（通过考试案例）

任何检查都有一个界限，界限之内是阴性，超出界限就是阳性。这和考试是同样的道理，在100分为满分的考试中，60分是及格线，60分以上为及格，60分以下为不及格。如果一个孩子考试才考了10分，肯定不及格，后来他经过努力考到了59分，进步已经很大了，但按及格的标准来衡量，他还是不及格。如果孩子过敏的时间很短，很可能还没有达到过敏阳性的水平，但并不是说他就不是过敏。

一般不主张过敏症状出现短于6个月的孩子做过敏原检测，虽然过敏在不断加重，但因为过敏的时间太短，查不出质的变化，就像那个考了59分的孩子，仍然还是不及格。另外，不到2岁的孩子也不适合查过敏原，因为2岁之内的孩子免疫系统正在慢慢建立、逐渐成熟，这期间的变化很慢，检测结果无法如实反映孩子真实的过敏情况。

食物过敏诊断的金标准

丽丽的朋友听说过敏原检测不适合自己的孩子,更着急了:"如果找不到引起湿疹的过敏食物,孩子的湿疹什么时候才能好啊?还有没有其他的检测方法?"

食物回避+激发试验的步骤

食物回避+激发试验是世界过敏学会定义的食物过敏诊断的金标准,对于孩子来说,采用这种检测方法是最准确的,而且家长执行起来也很方便。

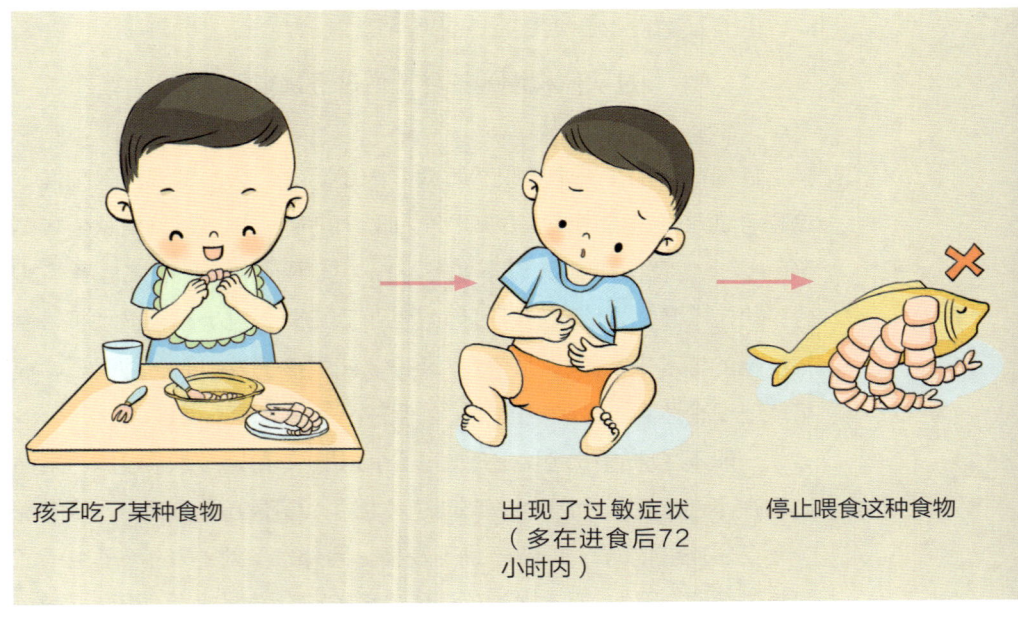

孩子吃了某种食物 → 出现了过敏症状(多在进食后72小时内) → 停止喂食这种食物

食物回避+激发试验的步骤

回避 + 激发试验更直接、准确

回避 + 激发试验比血液检测要准确，因为任何血液检查都是用试剂去检测的。而试剂是人为加工出来的，不一定是食物本身的成分。比如我们要给孩子做苹果过敏的测试，要拿苹果来做试剂，但是，苹果的产地不同，品种不同会有差异。试剂也只是选用某一个产地某一个品种的苹果，会与孩子平时吃的苹果有一定的差异，所以，检测的结果与实际的情况会出现一定的偏差。

回避 + 激发试验则是通过孩子吃某种食物的反应直接来判断的，能更准确地辨别孩子是否对某种食物过敏。

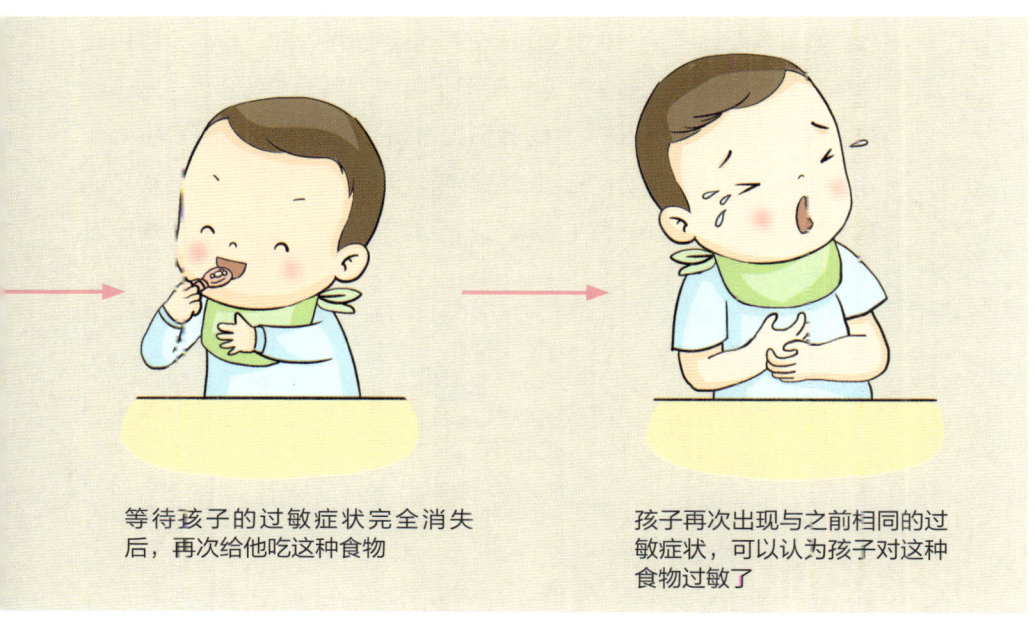

等待孩子的过敏症状完全消失后，再次给他吃这种食物

孩子再次出现与之前相同的过敏症状，可以认为孩子对这种食物过敏了

氨基酸配方粉可以诊断牛奶过敏

丽丽觉得食物回避+激发试验挺好操作的，而且不用带着宝宝去医院，不用让宝宝受皮肤点刺和验血的痛苦。不过，她的疑问仍然存在："如果宝宝还不满6个月，没有添加辅食，出现了过敏，这种情况该如何判断宝宝是不是对牛奶过敏呢？"

用氨基酸配方粉判断牛奶过敏

添加了配方粉但还没有添加辅食的孩子，出现过敏的症状，需要判断孩子是不是对牛奶蛋白过敏。怎样才能准确诊断孩子是否对牛奶蛋白过敏？通过给孩子喝氨基酸配方粉可以做出是否对牛奶蛋白过敏的诊断。

氨基酸配方粉是一种针对过敏孩子设计的特殊配方粉，全部由游离氨基酸所组成。氨基酸配方粉不同于普通婴儿配方粉，也不同于部分水解蛋白配方粉和深度水解蛋白配方粉，因为它完全不含牛奶成分，所以可以用于牛奶蛋白过敏的诊断。而部分水解蛋白配方粉和深度水解蛋白配方粉都含有牛奶成分，不能作为孩子是否对牛奶蛋白过敏的诊断。

判断牛奶过敏方法

如果孩子出现牛奶过敏的症状，家长可以把普通配方粉停下来，换成氨基酸配方粉。

改喝氨基酸配方粉之后，如果过敏症状有明显好转，直至消失，再换回普通配方粉。

喝了普通配方粉后，再次出现与之前相同的过敏症状，就证明他确实对牛奶蛋白过敏了，需要停止用普通配方粉喂养，改用氨基酸配方粉或深度水解蛋白配方粉。

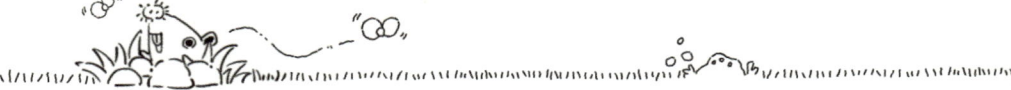

食物记录表追踪过敏食物

丽丽问医生:"宝宝长湿疹了,可能和过敏有关系。我想找到是什么食物使宝宝出现湿疹,有没有好办法?"

记录所有的食物成分

记录孩子吃进的所有食物成分,是找到过敏原最直接、有效的办法。

家长可以制作一个表,记录下孩子两周内每天入口的食物所包含的成分。以湿疹为例,每天对孩子的皮肤情况进行评分,参考以下表格。

食物成分记录表

日期	食物成分	湿疹反肤评分

这样使用记录表

● 食物成分一栏,标注所有经口的食物成分种类,比如给孩子吃了面包,如果面包里有鸡蛋、牛奶等成分,也要记录进去。

● 评分一栏的记录,第一天的分值设为5分,以后的每天与第一天对比,症状越严重,分值越高;症状越轻,分值越小。比如第二天比第一天稍轻,可以记4分,如果明显减轻,可以记3分或者2分;第三天比第一天稍有加重,可以记6分,明显严重了可以记7分。

● 如果评分出现变化,要根据一两天前的食物成分记录来分析。

● 至少记录两周,再带着这个记录表请医生帮你分析食物成分和湿疹的关系。

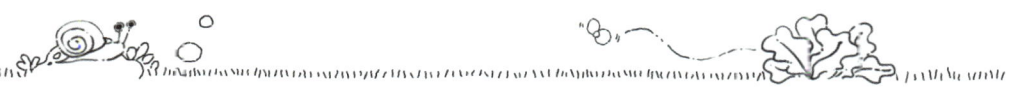

躲避疗法，治疗食物过敏的关键

完全躲避至少半年

丽丽带着宝宝来到诊室，苦恼地说："我的宝宝吃了快1个月的氨基酸配方粉了，怎么还过敏啊？"从她给宝宝做的食物记录上看到蛋糕、乳钙等东西时，过敏的原因找到了，因为蛋糕、乳钙里都含有奶，只回避普通配方粉，而没有回避含奶的其他食物，过敏症状当然不会消失了。

让身体淡忘过敏原

当孩子对某种食物出现了过敏，要让他完全躲避这种食物至少半年，这就是躲避疗法。

人体的免疫反应会随着过敏原的不断刺激而增强，会随着刺激的消失而减弱，这就跟我们的记忆一样，大脑不断地受到某种信息的刺激，对这种信息的印象就会越来越深，记得越来越清楚。如果一段时间不再获得这种信息，大脑得不到刺激，慢慢地就会对这种信息淡忘了。

同样的道理，如果孩子对某种食物过敏了，仍然让他进食这种食物，使身体经常受到刺激，就等于经常提醒他，加深他的记忆。我们可以想想，当手上被划了一个口子，除了给它上药，其他时间都不去碰它，它会慢慢愈合。如果经常去抠它，即使用的药再好，伤口也不会愈合，因为伤口不断地受到刺激，没有愈合的时间。两种处理伤口的方式，哪种好得快，大家一想就明白了。

如果躲避过敏食物的时间不够长，孩子的身体还没有完全忘掉这种食物，又再次受到刺激，不仅不会使过敏反应减弱，反而会使过敏反应越来越强烈。

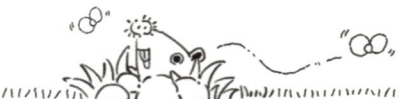

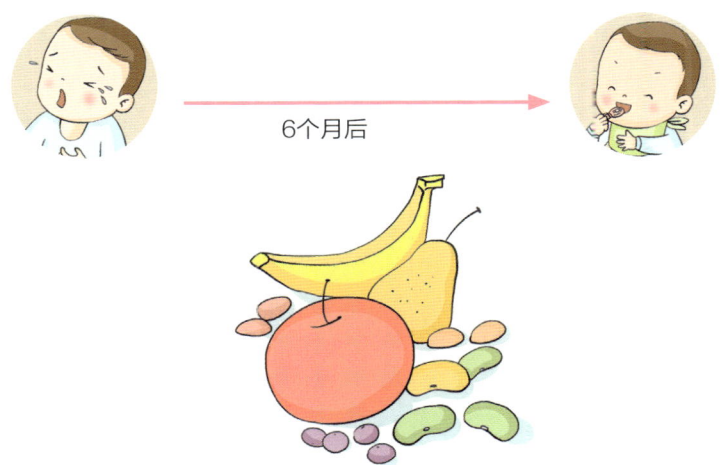

6个月后

躲避食物过敏的时间

所以，躲避治疗时，时间至少要达到半年，这样可以让体内的免疫系统完全淡忘这种食物。

完全躲避才有用

躲避疗法的关键点是完全躲避，意思是不仅要躲避这种食物，而且要躲避含有这种食物成分的所有东西。

举个例子，孩子对牛奶过敏，需要怎么完全躲避？

● 将普通婴儿配方粉换成氨基酸配方粉或深度水解蛋白配方粉。

● 所有含有牛奶的食物都不能吃，比如蛋糕、面包、牛奶糖。

● 含有牛奶的益生菌、钙剂等补充剂不能吃。

● 含有牛奶的药品、护肤品也不能用。

牛奶蛋白过敏，如何保证营养

丽丽同事的宝宝牛奶过敏，她愁得不得了："你快帮我问问，宝宝不能喝牛奶，营养从哪儿来啊？我家宝宝最近都瘦了，这样下去，他的生长发育肯定要受到影响。有没有什么办法让过敏宝宝获得充足的营养？"

特殊配方粉，给过敏孩子充足的营养

对于1岁以内的孩子来说，奶是最主要的营养来源。如果孩子对牛奶蛋白过敏，需要躲避至少半年，而在躲避期间，还要保证孩子获得充足的营养，怎么平衡这之间的矛盾呢？很多家长都有这样的疑问和苦恼。

● 如果孩子是母乳喂养，妈妈在避免奶制品的基础上可以继续母乳喂养。因为没有进食奶制品，所以妈妈需要补充钙剂。

● 如果孩子不是母乳喂养，可以选择氨基酸配方粉作为孩子的营养支持。氨基酸配方粉是植物氨基酸混合的，完全不含牛奶成分，可以让孩子在不接触牛奶蛋白的情况下获得保证生长发育所需要的营养。

● 孩子改用氨基酸配方粉，过敏的症状明显消失后，可以把氨基酸配方粉换成深度水解蛋白配方粉。深度水解蛋白配方粉是牛奶蛋白水解的产物，是作为常规牛奶蛋白过敏治疗的配方粉。

● 深度水解蛋白配方粉喝了3~6个月后，如果情况进一步好转，可以将深度水解蛋白配方粉换成部分水解蛋白配方粉。部分水解蛋白配方粉是在正常配方粉与深度水解蛋白配方粉之间的一种过渡的特殊配方粉，也是可以代替母乳并预防过敏的配方粉。

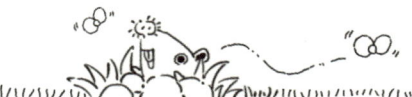

第五章 **食物过敏** 从识别到预防

不同配方粉的不同成分

下面我们来看看，普通配方粉、水解配方粉和氨基酸配方粉所含成分的区别。

不同的奶粉	不同的成分	与过敏的关系
普通配方	刺激产生IgE，它是整蛋白，容易与肥大细胞表面结合	引发过敏，具有过敏原性的特点
部分水解蛋白配方、深度水解蛋白配方（部分 → 深度）	短肽类蛋白，仍然有可能与肥大细胞相结合，刺激产生IgE 水解程度越深刺激产生IgE的机会越少	有可能引起过敏，具有低过敏原性的特点
游离氨基酸配方	完全不含牛奶蛋白，为游离氨基酸分子，不会刺激产生IgE与肥大细胞表面相结合	不会引发过敏，具有无过敏原性的特点

特殊配方粉过渡到普通配方粉

丽丽给宝宝用了6个月的氨基酸配方粉,宝宝的过敏缓解情况越来越好,生长发育正常,可以慢慢转换成普通配方粉了。丽丽很高兴地说:"我明天就给他改成普通配方粉。"医生赶紧制止了她说:"从特殊配方粉过渡到普通配方粉不是那么随意的,一定要循序渐进,这样才能做到安全过渡。"

慢慢渗透,安全过渡

当孩子可以从特殊配方粉转换到普通配方粉时,应该慢慢过渡,不能一下子全部换成普通配方粉。

从氨基酸配方粉到深度水解蛋白配方粉,再到部分水解蛋白配方粉,最后换成普通配方粉。每一次转换都需要有过渡,而不是一下子完全更换,也不是一天两天、一周两周的事情。慢慢过渡可以让孩子慢慢适应,不会再次出现过敏,可以安全过渡到普通配方粉。

从特殊配方粉过渡到普通配方粉的过程

从特殊配方粉怎么过渡到普通配方粉?可以按下面的方法来实施。

● 把孩子一次喝的配方粉的量分成10份,第1天用9份的氨基酸配方粉和1份的深度水解蛋白配方粉其比例是9:1。3天后,如果没有异常,将氨基酸配方粉减1份,深度水解蛋白配方粉加1份,也就是氨基酸配方粉和深度水解蛋白配方粉的比例为8:2。3天后无异常,再将比例调整为7:3……也就是说,每3天减少1份原来的配方粉,增加一份新换的配方粉,直至完全换成深度水解蛋白配方粉。

● 全部换成深度水解蛋白配方粉后,给孩子坚持用3个月。3个

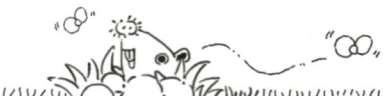

特殊配方粉过渡到普通配方粉的过程

	第一天	第二天	第三天	第四天	第五天	第六天	第七天	第八天	第九天	第十天
特殊配方粉	9份	8份	7份	6份	5份	4份	3份	2份	1份	0份
普通配方粉	1份	2份	3份	4份	5份	6份	7份	8份	9份	10份

月后如果孩子没有出现过敏的表现，再按上面的方法逐步换成部分水解蛋白配方粉，并且同样试用3个月。

● 从部分水解蛋白配方粉换成普通配方粉之前，可以给孩子尝试其他的奶制品，比如蛋糕、酸奶、奶酪等。蛋糕是烘烤过的，酸奶、奶酪都是经过发酵的，这些奶制品的牛奶蛋白已经受到一定的破坏，相比于普通配方粉，它的致敏性没有那么强，正好可以用于向普通配方粉的过渡。如果这些食物孩子都接触过，而且都能接受的话，再加普通配方粉，问题就不大了。

● 部分水解蛋白配方粉换成普通配方粉时，同样也要按上面的方法逐步转换，直到完全换成普通配方粉。孩子如果没有异常表现，就说明他已经不再对牛奶蛋白过敏了。

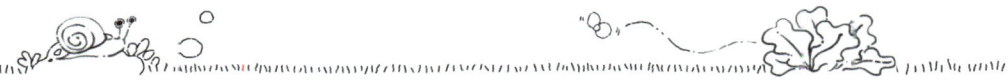

抗过敏药，治标不治本

抗过敏药是"割草"，不是"拔草"

丽丽带着一管湿疹膏来到诊室："我好朋友的宝宝快2个月了，湿疹很严重。她是剖宫产，头几天喂的是配方粉，现在是混合喂养。宝宝满月就开始起湿疹了，医生给开了湿疹膏，抹的时候湿疹就好一些，一停药就又严重了。是不是这种湿疹膏不太好，能不能给推荐一种效果好的湿疹膏？"

抗过敏药只能消除症状，不能消除过敏原

这位妈妈头几天给孩子喂的是配方粉，随后一直是混合喂养，孩子一出生就接触了牛奶蛋白，很容易导致牛奶蛋白过敏，湿疹就是因为过敏引起的。

如果孩子已经出现了过敏，可以用抗过敏的药物治疗，湿疹膏就是一种抗过敏的外用药。

抗过敏的药物其实就是抗组胺的药物，它只能消除过敏的症状，但不能逆转过敏的反应过程。这也就是说，用了以后过敏的症状会得到缓解，比如湿疹消失了，不流鼻涕了，但是它没有消除过敏原的作用，只能治标，不能治本。

抗过敏药只是作用于过敏的最后环节

为什么说过敏药只能治标不能治本？我们回头再想想过敏是怎么发生的：

过敏是因为过敏原通过肠壁缝隙进入血液，刺激B细胞产生IgE，附着在肥大细胞上。

当过敏原再次进入血液，IgE就会使肥大细胞发生破溃，肥大细

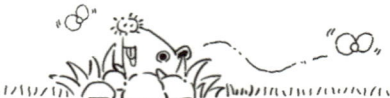

胞破溃后释放组织胺，人就会出现过敏症状。

抗过敏药只是把过敏中的最后一个环节阻止了，它对抗的是组织胺，只能使过敏的症状消失，但是前面所有的过程它都无法干扰，所以，所有抗组织胺的过敏药物都只是消除症状，不能治疗根源问题。

这种情况就像田里的杂草，如果只是把杂草露出地面的部分给割掉，看似杂草没有了，但因为没有除根，埋在地下的根是活的，过几天杂草的新苗又会钻出来。这就如孩子的湿疹抹了药就好，不抹药又加重的道理一样。

抗过敏药物还包含激素类药物，激素可以抑制肥大细胞产生组织胺，促使组织胺尽快消退，使过敏的症状得到缓解和暂时消除，但同样不能阻止引起过敏的前期过程。所以，孩子的湿疹反复出现，并不是湿疹膏效果不好，而是因为导致湿疹的根源没有得到祛除。

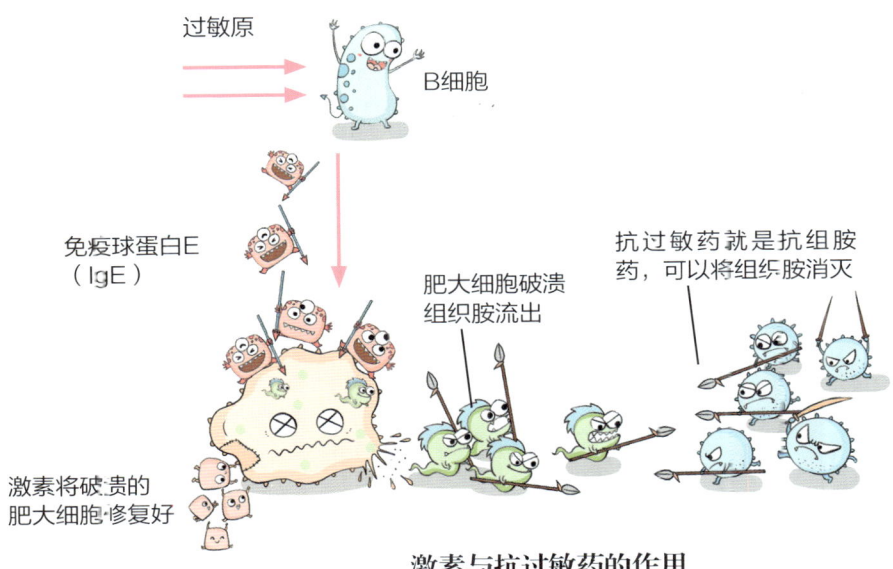

激素与抗过敏药的作用

湿疹，不同程度，不同治疗

丽丽说："我朋友的宝宝湿疹经常反复，除了抹湿疹膏，还有什么好的治疗方法？"

对于湿疹的治疗，要根据它的严重程度来定，皮肤有破溃、渗水的地方，所用的药和皮肤完整的地方是不一样的。

皮肤破溃、出水，用激素、抗生素

我们的皮肤表面都附着有很多细菌，如果皮肤是完好的，这些细菌不会对皮肤造成伤害。如果皮肤的完整性被破坏了，屏障功能出现问题，细菌就会通过破溃处进入血液，引起皮肤感染。

当湿疹处的皮肤表皮完好时，可以使用湿疹膏治疗。但如果湿疹出现渗水、渗血、红肿时，说明皮肤的表皮已经被破坏，合并有皮肤感染，这时要用激素＋抗生素的治疗方法，而不能只用激素药膏治疗。

较常用的激素药膏是氢化可的松，抗生素药膏较常见的是百多邦软膏。最好不要用红霉素，因为它油性成分含量较多，同样会渗到皮肤里层，引起过敏。

用了激素药膏和抗生素药膏后，皮肤很快会出现好转，一两天后，破溃的皮肤就会变完整了。

皮肤有破溃时，不要给孩子用保湿霜、润肤露，因为它们所含的成分会通过破溃处进入血液，造成孩子对保湿霜和润肤露过敏，要在孩子皮肤完好以后才能使用。

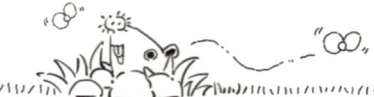

第五章 食物过敏 从识别到预防

破溃愈合后，用保湿霜

当皮肤不再渗水，也没有裂口了，说明皮肤已经完好，这时治疗要进入第二阶段：用保湿霜。

皮肤有裂口、渗水的时候，因为完整性被破坏，水分流失得很多，皮肤特别容易变得干燥，所以湿疹又称为干性皮炎，而皮肤干又会加重湿疹，所以要用保湿霜将皮肤的水分锁住，使皮肤变得比较润泽，帮助湿疹恢复。因为患湿疹的皮肤比较敏感，所以要选用温和的儿童专用保湿霜，充分涂抹在皮肤上。

皮肤颜色正常后，用润肤露

用了保湿霜后再观察皮肤的表现，如果皮肤表面的颜色基本正常、没有红肿现象后，就可以转入第三阶段的治疗，即使用润肤露，继续为皮肤保湿。治疗湿疹时，皮肤的清洁也很重要。因为湿疹特别容易出现感染，为避免感染，必须每天给孩子洗澡。每次洗澡的时间必须短，不能泡澡，不能用浴液，只能用温清水洗。皮肤破溃时，如果使用浴液，会造成浴液渗进皮肤，引起感染。

第一阶段	第二阶段	第三阶段
皮肤破溃、出水，用激素混合抗生素药膏	破溃愈合后，用保湿霜	皮肤颜色正常后，用润肤露

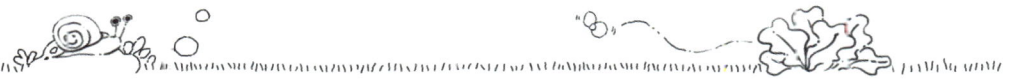

激素治疗，不怕，不躲

丽丽的朋友对于湿疹膏总是不太敢用，每次只给宝宝涂一点点，只要湿疹有好转就赶紧停，原因是湿疹膏里含有激素，不敢给宝宝用太多。

激素很重要

激素是对所作用的靶细胞的物质代谢或生理功能体起调控作用的一类微量分子。激素对人体的生长发育产生的不是直接影响，而是通过调控我们的新陈代谢、生命过程和生长发育发挥作用。

激素在人体内含量很小，作用却很大。当激素水平在人体内的种类和量都刚刚好时，我们是健康的，当激素水平出现任何问题时，都表明人体出现了异常情况。

湿疹膏不会对孩子的身体造成不良影响

治疗湿疹的湿疹膏大部分都含有激素，这种属于类固醇的激素可以改变皮肤的新陈代谢，延缓皮肤衰老，所以使用后粗糙的皮肤会变得光滑。但正因为它能延缓皮肤衰老，所以如果使用过多，局部皮肤的代谢过快，就有可能诱发皮肤癌，这也是家长不敢给孩子使用的原因。

其实这种担心没有必要，如果把我们平常口服的激素水平看作100%的话，湿疹膏里所含的激素量通常只是0.1%、0.2%，最多也就是1%、2%，药量极小，完全可以放心使用。

用激素类药，不要躲躲闪闪

其实很多时候，正是因为我们恐惧激素，才造成了激素的长期依

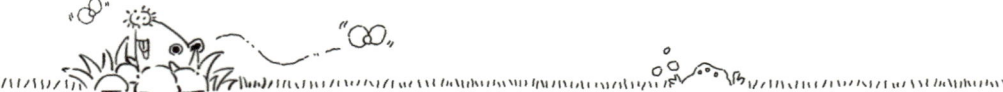

赖。孩子患了湿疹，因为湿疹膏里有激素，家长不敢常用，孩子稍有好转就停了。因为没好彻底，很快就复发，只得再用，但一见好又不用了……这样反复刺激，皮肤会越来越敏感，不得不经常用激素来治疗，似乎离不开激素了。

究竟应该怎么用激素才科学

一方面是要严格按照医生开出的用量和时间用药，等症状彻底好转再停药。

另一方面是积极查找病因。孩子患湿疹，要积极寻找导致湿疹的原因，比如食物过敏。只有祛除过敏原，才能从根本上将导致湿疹的根源祛除，因为湿疹膏只是治标，不能治本。

躲躲闪闪地用激素，不仅会导致孩子用了更多的激素，也不利于治愈疾病。

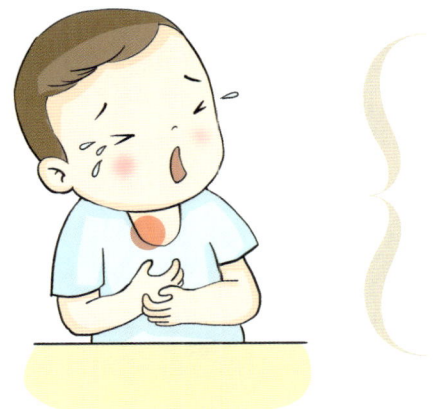

如何用激素

益生菌治疗，从源头杜绝过敏

让B细胞更"关注"抗感染

抗过敏药都不能治好过敏，这可怎么办好？丽丽开始焦虑了："难道过敏的宝宝只能永远承受过敏的痛苦了吗？"医生劝她先别急，告诉她可以通过益生菌治疗来将过敏从源头上祛除。

一场抗体的博弈

我先说个小故事，理解了它，就可以换一个角度解读益生菌是如何从根源上治疗过敏的。

孩子的奶奶过来帮妈妈一起带孩子，商量着还要请个保姆。妈妈想让保姆做家务活儿，自己带孩子。奶奶认为保姆带过不少孩子，经验丰富，应该让保姆来带孩子，怎么办？如果是妈妈去找的保姆，和她谈的就是以做家务为主，那么保姆的定位就是做家务。如果是奶奶去找的保姆，和她定的协议是带孩子为主，那么保姆的定位就是带孩子。谁占先机，保姆就朝谁的那边倾斜了。以上有3个

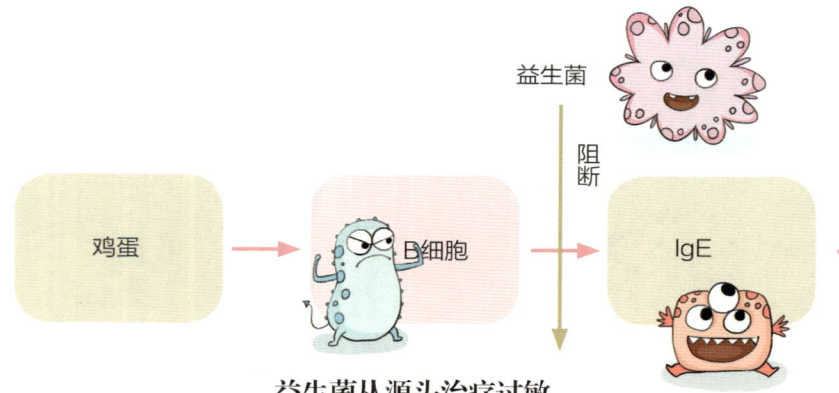

益生菌从源头治疗过敏

第五章 **食物过敏** 从识别到预防

人物：保姆、妈妈、奶奶。我们分别把保姆扮作B细胞，妈妈当抗感染的抗体，奶奶则扮作引发过敏的抗体。再来看看这个故事。

保姆（B细胞）到了家里，奶奶（引发过敏的抗体）的话她得听，妈妈（抗感染的抗体）的话她也得听，所以她（B细胞）既干家务活，也帮着带孩子。但是，保姆（B细胞）的时间有限，谁给她安排的工作多，她在哪边发挥的作用就大。比如妈妈（抗感染的抗体）给她安排的家务活比较多，奶奶（引发过敏的抗体）自然就没有办法让她去带孩子了。如果妈妈（抗感染的抗体）把保姆（B细胞）的时间全占了，那么奶奶（引发过敏的抗体）再怎么让她带孩子，她也没有精力了。如果妈妈（抗感染的抗体）只安排保姆（B细胞）做很少的家务活，那么保姆（B细胞）还有大把的时间，这样奶奶（引发过敏的抗体）就会按自己的想法来安排她做事。所以，在这场博弈中，妈妈和奶奶（两种抗体）并没有直接对话，而是通过安排保姆（B细胞）的时间来达到自己的目的。

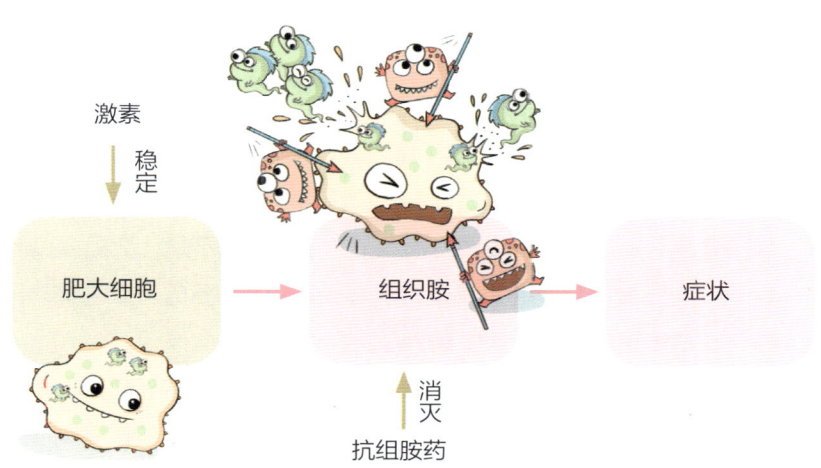

益生菌让B细胞忙着抗感染

前面我们说过，B细胞受到外来物刺激时，会产生不同的抗体，受到细菌的刺激，它会产生抗感染的IgG、IgA、IgM，受到过敏原的刺激，它会产生致过敏的IgE。B细胞是中性的，它就是那个保姆，它是向抗感染这边偏还是向致过敏那边偏，全看谁先刺激它、谁的刺激多。

如果环境很干净，甚至处于无菌状态，B细胞没有细菌的刺激，就不会产生抗感染的IgG、IgA、IgM。它现在闲得很，遇到一点点过敏原的刺激，无事可做的它就马上把全部精力用在产生致过敏的IgE，孩子就容易出现过敏。

补充益生菌，实际上就是补充细菌，它一方面可以在肠壁上形成一层保护层，遮挡住了肠壁缝隙，避免过敏原从肠壁缝隙进入血液，刺激B细胞。另一方面，它可以刺激B细胞分泌抗感染的IgG、IgA、IgM，B细胞的工作多起来了，以至于忙得没有多余的精力去顾及过敏原，即使出现少量的过敏原进入血液，它也无暇顾及，不会做出致过敏的反应。

谁关注B细胞多，B细胞就为谁"干活"

可见，哪边给的工作多，B细胞在哪边发挥的作用就大，如果它在抗感染这边发挥的作用大了，在致过敏那边发挥的作用相对就少了，这就是益生菌治疗过敏的原理，它不是让细菌直接与过敏原发生正面冲突，而是通过去争取B细胞对细菌的反应来减弱B细胞对过敏的反应，所以益生菌有预防和治疗过敏的作用。

过去我们的环境没有那么干净，细菌感染的孩子很多，过敏的孩子相对就要少很多，为什么？就是因为体内的B细胞应付细菌感染还忙不过来，根本没有精力去应付过敏原了。

躲避过敏原＋补充益生菌，效果才最好

丽丽听了形象生动的讲解，焦虑的心情得到大大缓解，对益生菌治疗过敏产生了极大的兴趣，她高兴地说："既然益生菌能分散B细胞的注意力，让它不再有精力去关注过敏原，那是不是补充了益生菌，就可以放心地让宝宝吃各种食物，不用再躲避了？"

停吃过敏食物同时补充益生菌

为什么补充益生菌的同时要躲避过敏原？要知道，IgE是活的蛋白质，它是有一定寿命的，它对过敏原是有记忆的，要想让孩子不再

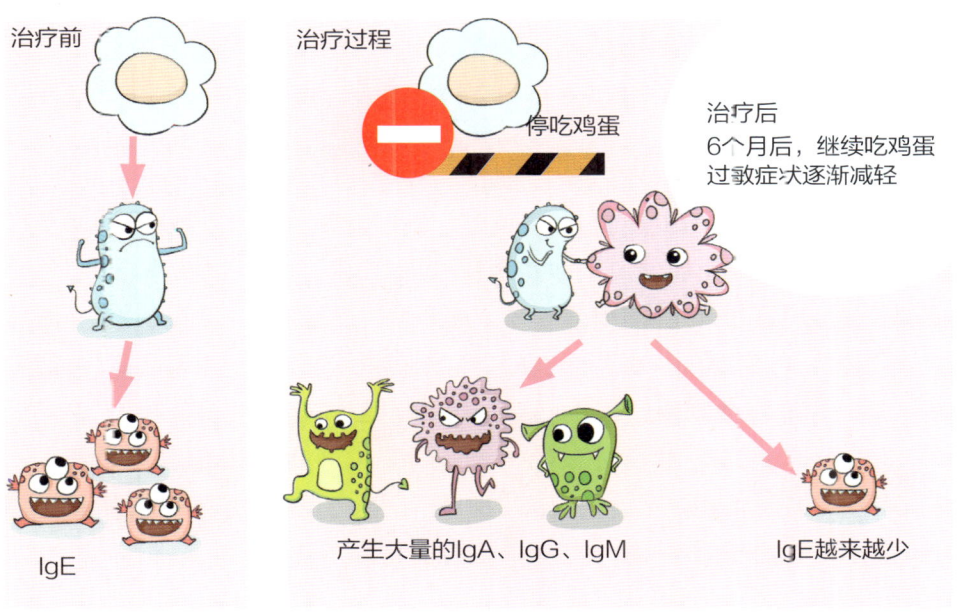

补充益生菌治疗过敏

对某种食物过敏，就要让身体忘记这种食物，长时间不见面，自然就淡忘了，下面我们通过鸡蛋过敏来说明治疗的过程。

孩子对鸡蛋过敏，IgE是会记住鸡蛋的成分的。

停吃鸡蛋半年，新的过敏原不再出现，IgE没有新的刺激，原有的IgE通过机体的代谢会变得越来越少，直到完全衰败。

新的IgE产生时，由于停吃鸡蛋，它对鸡蛋是没有记忆的，也就是说，经过6个月的时间，孩子的体内已经没有认识鸡蛋的IgE了。

加上通过补充益生菌，使IgE偏向了抗感染的一边，引发过敏的那一边就减弱了。这时再给孩子吃鸡蛋，IgE就不会对鸡蛋过于敏感了，孩子再吃鸡蛋就不过敏了。

可见，孩子之所以对鸡蛋不再过敏，不是鸡蛋的成分改变了，而是体内的免疫细胞关注点改变了，从而达到了从源头上预防和治疗过敏的效果。

从源头上堵住过敏原

如果在补充益生菌的同时，还经常使用消毒剂，或经常给孩子吃过敏的食物，一方面消毒剂会杀灭益生菌，另一方面过敏原在不停地加强IgE对它的记忆，那么，过敏就纠正不过来。这就好比房子漏雨了，如果天一直下雨，你是无法把房顶修好的。只有天晴了，才能将漏雨的地方补好，并让它完全干燥，这样的修补才是有效的。

所以，采用益生菌治疗过敏的同时，必须停止吃过敏的食物，一方面从源头上堵住过敏原的刺激，另一方面用益生菌来将B细胞拉向抗感染的这一边，这就是对过敏的治本。

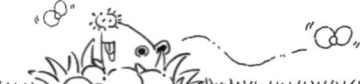

B细胞的天平应该是倾斜的

丽丽表示,自己有些理解益生菌治疗过敏的原理了。她想了想问道:"那是不是可以这样理解:抗感染和致过敏是B细胞天平的两端,两边必须保持平衡,这样身体就不会出毛病。如果天平倾斜向致过敏这边,身体就会出现过敏表现;如果天平倾斜向抗感染一边,身体就会出现感染,对吗?"

B细胞的两条路:抗感染或引发过敏

家长的上面这种理解是不对的。

B细胞要发展,它的出路只有两条,不是往致过敏的那条路走,就是往抗感染的那条路走,没有中间的路可走。而B细胞会产生抗体,不是产生引发过敏的抗体,就是产生抗感染的抗体。它们之间不是维持平衡的关系,是此起彼伏的关系,抗感染这边压力大,天平就倾向这边。致过敏那边压力大,天平就倾向那边。

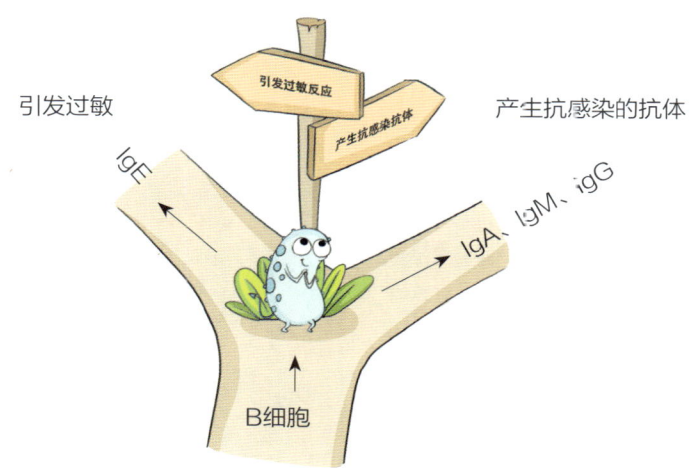

B细胞要走的两条路

增加抗感染分量，让天平倾斜

我们的体内都或多或少地存在着IgE，没有一个人血液中的IgE是零，只不过正常人体内的IgE很低，起不了作用。我们体内的IgE不能完全祛除，但可以通过加重抗感染这边的分量，来使致过敏这边的分量减轻，这样天平就倾斜到抗感染这边来了。

我们可以用数字来体现孩子体内致过敏的因素，比如孩子体内的致过敏因素这边为10，使用益生菌治疗，不是把致过敏因素的10减少到9、8、7、5、4，而是把抗感染因素的分量提高到12、15、18，益生菌可以给B细胞更大的刺激，让它把天平倾向于抗感染这边，致过敏那边相对就轻了。

检测数值要全面看

IgE、IgG、IgA、IgM的检测数值都和孩子的过敏有关，检测结果分析需要看这几个方面的数值，而不是只看一方面，否则有可能导致分析结果与实际情况发生偏差。

我们先来看看一个孩子的检测结果：

IgG、IgA、IgM检测结果

测试项目	结果	单位	参考值
IgG（免疫球蛋白G）	618	mg/dL	453~916
IgA（免疫球蛋白A）	<50	mg/dL	20~100
IgM（免疫球蛋白M）	109	mg/dL	19~146

如果单独看这几项检测结果，医生会发现孩子的免疫球蛋白A偏低，免疫功能稍低。这时往往会采取增强免疫力的治疗方法

IgE检测结果

测试项目	结果	单位	参考值
IgE（免疫球蛋白E）	1497.00H	KIU/L	0.80～15.20

当看到这张检测结果时就会发现，孩子的IgE水平非常高，过敏已经非常严重。

两张检测单出现了两种分析结果，而这两种结果的治疗方式是相反的。如果单看第一张检测报告，给孩子进行增强免疫力的治疗，会导致本来就已经增强的IgE水平更强，使天平更倾向于过敏那边，孩子的过敏就会越来越严重。

所以，当发现孩子的部分免疫球蛋白偏低时，先不忙着下定论，再做个IgE的检测，对比着看，如果IgE水平高出很多，说明是过敏引起的，不能再使用增强免疫力的治疗方法，而应该进行抗过敏的治疗。

别让B细胞无细菌可对抗

为什么B细胞的天平应该倾斜向抗感染的一边？这和我们所处的大环境有关系。过去的自然环境不如现在这么干净，细菌很多，身体里的B细胞应对细菌都忙不过来，自然没有精力去管异性蛋白的事了。

现在呢，因为抗生素、消毒剂等的广泛使用，细菌大量被破坏，B细胞根本不用再去对抗细菌，身体里只要有一点异性蛋白，它都会很敏锐地做出反应，引起过敏。所以，以前的孩子喝鲜牛奶也不过敏，现在的孩子喝更优质的配方粉却过敏了。

可见，如果细菌这一方过于弱的话，一旦有异性蛋白进入，哪怕只有一点点，也会引发过敏。益生菌治疗可以使B细胞的天平向抗感染这边倾斜，从而改变体内的状况，防止过敏的出现。

益生菌：用活菌，用足时间

丽丽知道了益生菌可以治疗过敏，表示很想采用这种方法给宝宝治疗食物过敏。她问医生："什么样的益生菌效果好？益生菌要用多长时间才有效果？"

用益生菌治疗过敏，益生菌必须是活菌，至少要使用3～6个月，治疗的效果才有保证。

治疗必须用活菌

益生菌有活益生菌和死益生菌之分，死益生菌是点状作用，有的益生菌吃的时候是活的，但吃下去后，会被胃酸、胆汁和肠内分泌物杀死，这样的益生菌就是死菌。活益生菌是线状作用，不仅吃的时候是活的，而且它能在肠道中寄存下来并繁殖。真正的活益生菌能够抗胃酸、抗胆汁、抗分泌液，这样的益生菌才有治疗过敏的作用。

如何判断益生菌是不是活菌

益生菌是一种微小生物，我们的肉眼看不见它，很难知道它是活菌还是死菌。有一个很简单的办法可以判断一种益生菌是活菌还是死菌：如果益生菌制剂能把鲜牛奶发酵成酸奶，就说明这种益生菌是活菌，也就是说，用鲜奶和益生菌放在一起发酵，不再用其他的引子，如果能成功地发酵成酸奶，那么这种益生菌就是活的；而不能发酵成酸奶，那么这种益生菌就是死菌。

至少使用3～6个月

用益生菌治疗过敏，至少需要3～6个月的时间。而且选用的益生菌制剂里不能含有可能引起过敏的食物成分，比如牛奶、鸡蛋、大豆等，家长购买益生菌的时候，要看清楚说明书，看看制剂中是否含有这些成分。

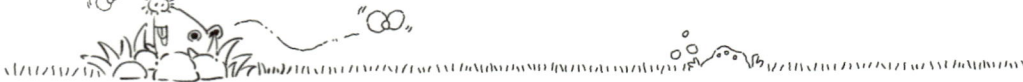

含益生菌的配方粉没有治疗作用

"补充益生菌可以预防和治疗过敏,现在很多品牌的配方粉中都添加了益生菌,给宝宝喝添加有益生菌的配方粉是不是可以预防和治疗过敏?"丽丽和她朋友都有这样的疑问。

配方粉中的益生菌含量少

含有益生菌的配方粉有预防过敏的作用,但不一定有治疗过敏的作用。

使用益生菌治疗过敏,需要益生菌达到一定的量。而婴儿配方粉中即使添加了益生菌,它的量也是比较少的,所以没有治疗过敏的作用。

含益生菌的配方粉预防过敏

配方粉中的益生菌含量虽然达不到治疗过敏的要求,但是对预防过敏还是有一定帮助的。某个配方粉公司用十几年的时间做了一个研究,结果表明部分水解蛋白配方粉加上益生菌和益生元,可以有效缓解孩子以后出现哮喘的发生率,所以,配方粉中的益生菌有预防孩子过敏的可能。

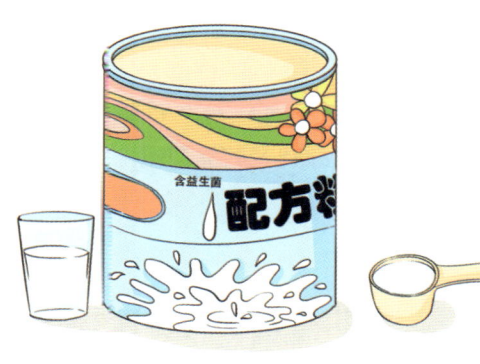

服用益生菌有讲究

丽丽在医生的建议下,准备给宝宝服用益生菌治疗食物过敏。除了选择活的益生菌,她还想知道服用益生菌都有什么讲究。

给孩子服用益生菌治疗过敏,有几个细节要提醒家长:

● 益生菌一定要是活菌制剂,死菌对治疗过敏不起作用。

● 注意要用凉白开服用,因为活益生菌怕热,水温过高会使益生菌被杀死,起不到本来的作用。

● 如果孩子正在使用口服抗生素,益生菌与抗生素的服用时间一定要间隔2个小时以上,因为抗生素是杀灭细菌的,服用时间间隔过短会使益生菌被抗生素杀死。

● 益生菌可以和食物或其他营养素同时服用。

● 现吃现打开包装。益生菌无论是袋装的还是胶囊,一定要是独立包装的,因为如果暴露在氧气里,益生菌就会死亡。暴露的时间越长,死亡的细菌就越多,最后活菌会逐渐变成死菌。

● 益生菌如果是粉末状的,通常在25℃以下的室温保存即可,也有的益生菌要求冷藏保存。要仔细阅读药品说明书,按要求来保存。

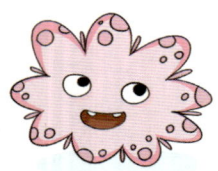

益生菌

预防过敏如何做

母乳喂养是最积极的预防

丽丽是母乳喂养的坚决支持者。她知道母乳营养好，宝宝容易消化吸收，而且母乳中还含有抗体，可以帮助宝宝提高免疫力。可是，母乳喂养和预防过敏有什么关系？为什么说母乳喂养是最积极的预防过敏的方法呢？她不太理解。

先吃好细菌，再喂饱自己

说到母乳喂养可以预防孩子出现过敏，还是得从B细胞说起。我们之前说过，B细胞是中性的，它就像那个保姆，是向抗感染这边偏还是向致过敏那边偏，全看谁先刺激它、谁的刺激多。

母乳喂养是有菌喂养过程，母乳中的细菌从哪儿来？是从妈妈那儿来的，妈妈在之前的很多年间就已经为孩子准备好了细菌，这些细菌聚集在妈妈的乳头和乳管内。当孩子吸吮时，就已经安静地先把细菌吃进肚子里了，这样可以帮助孩子尽早建立肠道菌群。孩子吃母乳时，是先吃好细菌，再吃饱母乳的，如果孩子第一口奶吃的是母乳，首先刺激B细胞的就是细菌，B细胞的天平就会向抗感染那边倾斜，孩子就不易出现过敏。

婴儿配方粉喂养则会让孩子直接接触到异性蛋白质，如果孩子第一口吃的是配方粉，先刺激B细胞的就是牛奶蛋白，B细胞的天平向致过敏那边倾斜，孩子就很容易出现过敏。所以，孩子过敏不是B细胞出了问题，而是B细胞的刺激物不同造成的。

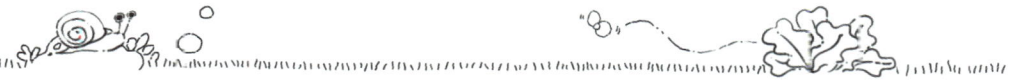

孩子比我们想象的"耐饿"

母乳喂养非常重要的作用,就是能够预防过敏。可是,现在很多孩子的第一口奶并不是母乳,而是配方粉。因为孩子刚出生,妈妈的奶还没下来,家长担心会饿坏孩子,所以赶紧给他加了配方粉。

其实,孩子刚出生时,小家伙的脂肪是灰色脂肪(也叫棕色脂肪),这种灰色脂肪至少能够维持孩子3天的能量,所以家长不用担心他会饿坏。急于加配方粉,使很多孩子失去了第一口奶是吃母乳的机会,从而增加了过敏的概率。

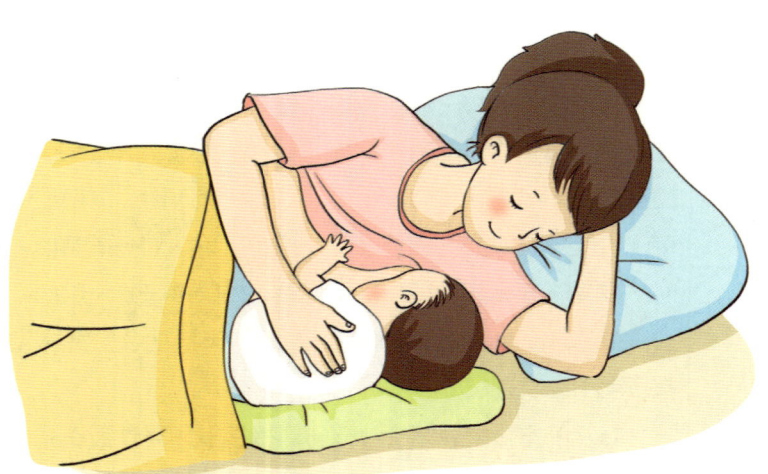

第五章　**食物过敏**　从识别到预防

让母乳喂养回归自然

丽丽很苦恼地跟朋友说:"每次喂奶时,我妈都让我用湿纸巾把乳头擦干净,说这样才卫生,不然乳头的脏东西都让宝宝吃到肚子里,宝宝会生病的。我跟她说湿纸巾里含有消毒剂,对宝宝不好,她反而说我小题大做。"

"变了味"的母乳喂养

即使是母乳喂养,现在有的妈妈也会将母乳喂养进行"改良",使纯自然的母乳喂养变为非生理性的母乳喂养。

过度清洁乳头

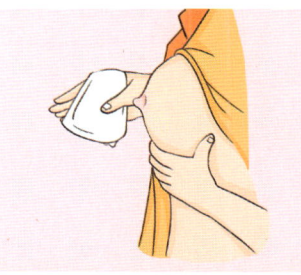

有的妈妈在喂奶前要先消毒乳房,因为觉得自己的乳房皮肤不够干净,所以每次喂奶前,先用消毒纸巾擦一遍乳头再喂孩子。

先挤出一些陈奶

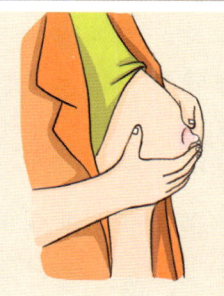

有的妈妈每次喂奶时都先挤出一些奶,等到乳汁变成纯白色后再让孩子吃,因为她觉得前面的奶是"陈奶",不干净。

111

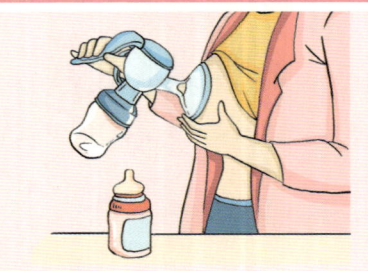

将母乳吸出来，用奶瓶喂

有的妈妈每次用吸奶器把奶吸出来，用奶瓶喂孩子母乳，理由是直接喂孩子母乳掌握不好量，吸出来以后就知道孩子每次吃了多少毫升，能保证每天的奶量。

各种各样的理由，让母乳喂养走了形，变了味。实际上，这些做法都是违背自然规律的，不仅会使孩子失去接触乳房细菌的机会，使有菌的母乳喂养变成了无菌的母乳喂养，而且还可能让孩子将消毒剂吃到肚子里，母乳喂养的好处被大打折扣。我们要鼓励的是自然而然的生理性的母乳喂养，带上一种自然的养育态度进行母乳喂养，这样才是对孩子的健康和成长最有益的。

喂养不能偏离自然

现在，母乳喂养的好处越来越多地被人们发现，而且好处不仅限于母乳的营养本身，母乳喂养的过程也是很重要的一个好处。可见，随着时代的进步，观念也在更新，我们以前认为正确的做法，比如喂奶前消毒乳房，在现在看来却是违背自然的做法。

人类世代的繁衍是一件很自然又很奇妙的事情，但现在很多的做法却在偏离自然，越是现代的都市，越是精致的生活，越是离自然越远。人们在用很多自以为是紧跟时代的、先进的东西取代自然规律，这样导致的结果并不是真正对孩子好，而是可能会影响到孩子的健康，现在，是时候将偏离的方向调正了，就像母乳喂养，需要返璞归真。

第五章 **食物过敏** 从识别到预防

不做洁癖家长

丽丽和同事约好了，一起带宝宝去郊游。在游玩的过程中，同事做得最多的一件事就是用湿纸巾不断地给宝宝擦手、擦玩具、擦碗和勺子。同事说："孩子到处乱摸，手脏得不得了，不勤着点儿擦，他不知道要吃进去多少细菌呢！"

有时候细菌是朋友

消毒液、湿纸巾、免洗洗手液……现在可能每个家庭或多或少都有这些东西。很多家长都觉得孩子很稚嫩，生怕他们感染细菌后生病，认为细菌是健康最大的敌人，只有把细菌杀灭孩子才能健康。

其实，生活中过度的清洁不利于人体的生理成熟。人从来就生长在一个有菌世界中，从出生开始，很多细菌就像朋友一样和我们相伴一生，我们应该把它们看成朋友，而不是敌人。

别让免疫系统"睡着"了

我们体内的免疫系统就像消防队员，如果让他睡上3天3夜，然后突然让他起来去灭火，他不会马上进入状态。但如果让他天天进行消防训练，一有火情，他会马上进入状态。

孩子需要不断地接触少量细菌来刺激免疫系统的成熟。如果清洁过度，孩子的免疫系统接触不到细菌，无所事事，慢慢就处于休眠状态了。等到有一天细菌突然来了，它自然不能做出快速反应，孩子就会被细菌击倒。平时让孩子经常接触微量的细菌，会持续地刺激免疫系统，不让它睡着，一旦有大量细菌进入体内，就能做出快速反应。

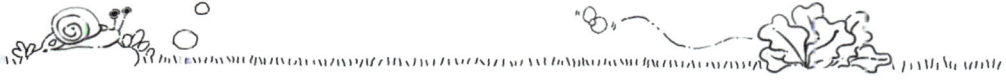

锻炼出来的免疫系统

在棉花堆里长大的孩子学不会走路,因为他从来不知道摔疼是什么感觉。从不需要应对身体的不平衡,长大后他会摔得更狠。如果放手让孩子去爬、去走,刚开始,他可能会摔几跤,但以后他一定会走得更好、更快,长大了反而会少摔跟头。这个道理与孩子免疫系统的发育是一样的,你不给孩子接触细菌的机会,恨不得把他放在一个无菌的环境中成长,他的免疫系统根本就无法得到锻炼,也就失去了逐渐走向成熟的机会。

在孩子成长的过程中,他需要和自然界中的各种事物接触,这样能够使他丰富体验、适应自然界的不同事物,这才是他的自然生存之路。但现代社会有时会让养育方式离自然越来越远。

要干净,不要无菌

家里要保持干净、整洁的环境,这是无疑的,因为生活环境脏乱的话,孩子接触太多细菌,就会生病。保持干净的环境,允许少量细菌进入人体,这是免疫系统能够承受的范围,不仅不会致病,还能锻炼孩子的免疫力,是一种最理想的状态。

但是,现在很多家庭都追求过度干净了,甚至到了无菌的程度,这反而会增加孩子过敏的概率。因为细菌跟我们人体是共存的关系,适当的细菌可以刺激免疫系统的成熟,没有细菌人类也无法生存。我们是要生存在自然环境中的,千万不要人为地把孩子安置在一个无菌的环境中,使他失去促使免疫系统成熟的机会。

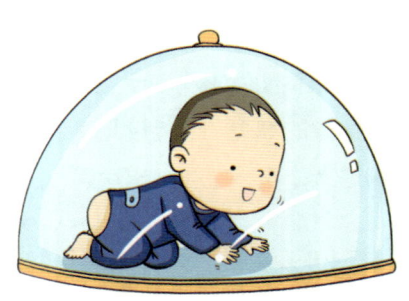

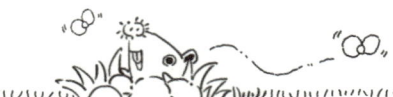

越近的食物越安全

丽丽的朋友是"海淘"一族，只要能从国外买到的食物，绝不会给宝宝吃国产的。当丽丽的宝宝开始添加辅食后，她热情地邀请丽丽和她一起购买海外食物，同事出差、朋友旅游，她都列个长长的单子请人代购。

漂洋过海而来的食物

现在从海外给孩子购买食物的家长不在少数。我有一次出差去美国，在一家母婴店里看到一个中国的小伙子在购物，他说："我老婆交代，只要是孩子能吃的，都要买回来！"

有一位家长很骄傲地跟我说："我们家孩子10岁了，从来没吃过国产的东西！"为什么会出现这种情况，因为现在很多家长都有这样的心理，国外的东西都是安全的、质量好的。如果有条件的话，应该尽量给孩子这些好的，而没有考虑到孩子是不是能接受这些距离遥远的食物。

食物，以容易接受为标准

在给孩子挑选食物时，除了营养和安全，还有一个重要的考虑因素应该是孩子对食物的接受度。如果孩子不能接受某种食物，这种食物即使再有营养，对他来说也是毒素。

那么，什么样的食物孩子更容易接受？离我们越近的食物，孩子的接受度越高。有一个家长问过我这么一个问题："我家孩子不能吃鱼，那能吃带壳的海鲜吗？能吃海参吗？"我告诉她说不能，因为离我们人体物种越远的蛋白质越是异性，带壳的海鲜、海参都是低等动物，它们的蛋白质跟我们人类离得很远，所以蛋白质的异性强，吃了

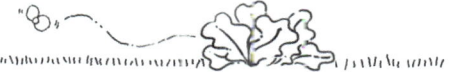

容易引起过敏。物种越远，差异性越大；物种越近，差异性越小。

同样地，地域的差异性也会对接受度产生影响，如果跑到遥远的地方去给孩子选择食物，过敏的可能性就会增大。美国有燕麦米粉，是因为美国人从小就吃燕麦，父母的B细胞给孩子遗传的，是能接受燕麦的。而我们的孩子遗传自父母的B细胞接受的是大米，并不是燕麦。所以，给孩子吃燕麦、蛇果、牛油果等外来的新食物，其实是在给孩子制造过敏的机会。选择离我们越近的食物给孩子，孩子过敏的机会才会越小。

一方水土养一方人

孩子的成长离不开家庭环境和周围的环境，饮食也是如此。他未来要接触更多的，都是他的家庭及周边环境带给他的食物。所以从一开始接触奶之外的食物时，如果选择的是他适应的这个环境里的食物，就相当于在最基础的这层底子已经打好了，这对他一生的健康成长都会是有利的。如果在刚给孩子添加辅食时，给他吃那些大人从来都不吃的东西；在他生命相对脆弱的时期，让他尝试那些家长并不熟悉，甚至是从遥远的地方买来的食物，就会存在一些风险。

其实，每一个人从出生开始，都面临着要在自己生活的环境里更好地适应的问题。而孩子早期接触到的各种食物，无论是口味还是烹调方法，对他来说都特别关键，甚至会影响他今后一生的口味和对食物的接受度。如果孩子不能融入家庭环境和周围的环境，对于他来说，吃饭就会成为一件不愉快的事情，会影响到他的身体和情绪。所以，不要总想着给孩子世界上所谓最好的食物，而忽略这些食物是否是自己家庭日常生活所能接受的口味，是否真的对孩子好。我们真的不能让孩子做遥远食物的试验品。

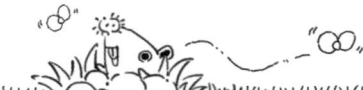

引导孩子耐受食物

丽丽现在迫切地想知道,究竟什么样的食物才是宝宝最容易接受的。当她带着这个问题来请教时,医生给出的答案很简单:"你们家平时吃得最多的食物,就是宝宝最容易接受的食物。尤其是你,作为哺乳妈妈,你能接受的食物,宝宝也最容易接受。"

家长常吃的是孩子要吃的

家长给孩子选择食物,首先想到的应该是这种食物我们是否吃过,是否喜欢吃,吃了以后身体是不是有反应。特别是母乳喂养的妈妈,她自身的食物接受度是会影响孩子的。如果母乳喂养的妈妈能够从自己常吃的食物中选择宝宝适合的,给孩子作为辅食,孩子的接受度一定高。如果妈妈经常是自己吃自己的,孩子吃孩子的,这样就容易出问题。

耐受需要引导

当然了,并不是说家庭不常吃的食物就一直不能给孩子吃。因为孩子的肠道菌群还没建立好,通过母乳喂养和吃家庭日常饮食中能接受的食物,先让他逐渐接触相对同性的蛋白质,减少过敏的机会。等孩子的免疫系统逐渐成熟了,再慢慢地让他接触异性蛋白,有这样的过程,他的接受度就高了,这是一个引导体内耐受的过程。

引导耐受不是躲,是通过慢慢引导,让身体能够接受它。就好比两个人有矛盾,并不是说互相不见面矛盾就没了,其实矛盾仍然存在。两个人只有通过见面沟通,把矛盾化解了,才能真正解决问题。

● 绕得开的食物过敏

按时给孩子添加各种辅食

丽丽堂妹的宝宝快8个月了,对鸡蛋过敏。丽丽提醒堂妹说:"你现在都给宝宝加了哪些辅食?要注意辅食里有没有鸡蛋啊!"堂妹说:"我还没给宝宝添加辅食呢。他不是过敏比较厉害吗,我想晚点儿给他加辅食,免得他又过敏。"

食物过敏,主要对蛋白质过敏

通常人体对食物过敏,主要是对食物中的蛋白质过敏,另外还有个别情况是对食物中的化学半抗原过敏。

对蛋白质过敏,经过加热等烹饪方式,以及人体的消化过程都没有办法改变过敏原。但对食物中的半抗原过敏,是可以通过加热等烹饪方式祛除的。所以,我们最需要警惕的就是蛋白质过敏。

现在,容易导致孩子过敏的食物当中,排在第一位的是牛奶,第二位的是鸡蛋。

推迟添加辅食,并不能减少过敏

有的家长担心孩子食物过敏,特别小心,迟迟不敢给孩子加辅食,甚至很多东西都不给孩子吃,这样做并不好。

目前,对于辅食添加时间与过敏的最新说法是,无论孩子是不是出现食物过敏,都应该按时添加辅食。因为4个月后,孩子的肠道菌群已基本建立,可以少量接触不同的食物。如果早期不给孩子接触各种食物,以后他过敏的机会更多,因为人体对食物是有一个耐受度的。一旦接触某种食物后,身体往往会对这种食物做出两种反应,一种是接受,另一种是不接受,不接受的两种可能是不耐受和过敏。

如果早期让孩子小剂量地接触各种食物,他的身体会慢慢适应这

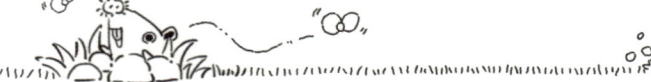

种食物，对食物的耐受性会更强。如果之前一直不让他接触各种食物，等他长大一点，突然受到大剂量的刺激，就很容易导致过敏。举个例子，单位新来一位同事，如果他一来就特别张扬，虽然他给人的印象很深，但刺激太大了，可能大多数人都受不了他的个性，会产生反感情绪。如果他话不多，默默地认真工作，虽然大家开始对他的印象不深，但接触时间长了，大家会越来越认可他。

让孩子的身体慢慢接受食物

过敏和人的记忆方式很像，你对陌生人的接受度，你与人相处的模式，其实和人体怎么接受新食物是一样的。两个人相遇，刚开始都是仅限于见面互相打个招呼，之后慢慢熟悉对方了，就可能有两种走向：一种是比较谈得来，交往越来越密切，变成朋友了；另一种就是熟悉之后，觉得对方身上的某种品性自己不喜欢，越来越疏远，甚至见面都不打招呼了。

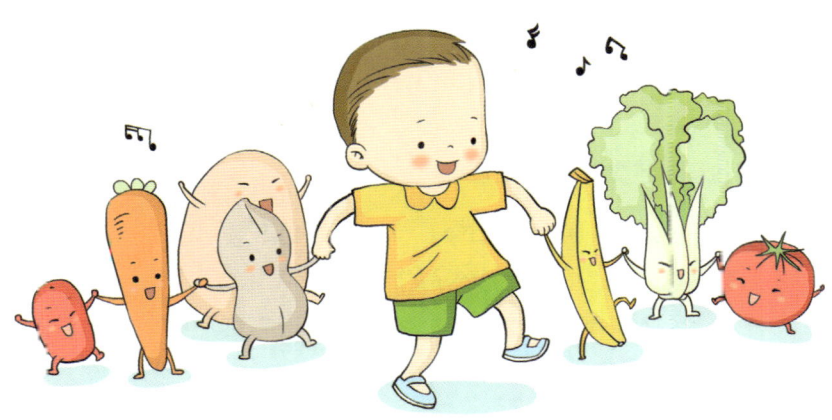

绕得开的食物过敏

人体与食物的关系也是这样，通过接触，人体对某种食物可能是顺利接受，也可能是不能接受，产生过敏。相比较而言，小剂量的接触，刺激比较弱，人体的接受度就高，可以增加食物的耐受度，减少过敏。但是，如果出生后就与早期配方粉接触，只是很少的剂量，都会有引发后续产生过敏的风险，这点需要父母格外注意。

食物不耐受的两条出路

如果孩子对某种食物不耐受，也会走两条路，一条是重新耐受，一条是越来越不耐受，甚至可能一直对这种食物不耐受。这两条路走哪条，就要看我们怎么去引导。

只要发现孩子对某种食物不耐受，要马上回避3~6个月，越早发现，越早回避，体内对这种食物的反感程度就越低，逆转的可能性就越大。3~6个月后，体内免疫细胞经过新陈代谢，对反感的食物已经没有记忆了，这时再试着接触这种食物，说不定身体就能顺利接受了。这就好比你与某人发生矛盾了，要赶快躲开他，过一段时间再慢慢接触，有个缓冲期，大家都冷静下来，矛盾也许就解决了。如果当时双方互不相让，争执不休，甚至动起手来，矛盾闹大了，再想调和就很困难了。

让身体与食物成为朋友

可见，预防过敏的过程，就是食物跟人体交朋友的过程。我们需要做的，是让食物成为孩子的朋友，而不是成为孩子的敌人。

孩子是世界上独一无二的，他自己有自己的生长轨迹、发育规律，该添加食物的时候按时添加，该回避的时候回避到位，才能让更多的食物与孩子成为朋友，才能让孩子有更多享受美食的机会和获得更多均衡营养的可能。

第六章

食物过敏
热点问题

对食物过敏还有多少疑问?

孕期不吃易过敏食物真的可以预防过敏吗?增强体质可以帮助宝宝预防过敏吗?宝宝经常长痱子到底跟过敏有关吗?宝宝过敏了应该怎么喂养?这些恼人的、与食物过敏有关的问题,你们是不是也曾感同身受?快来找答案吧!

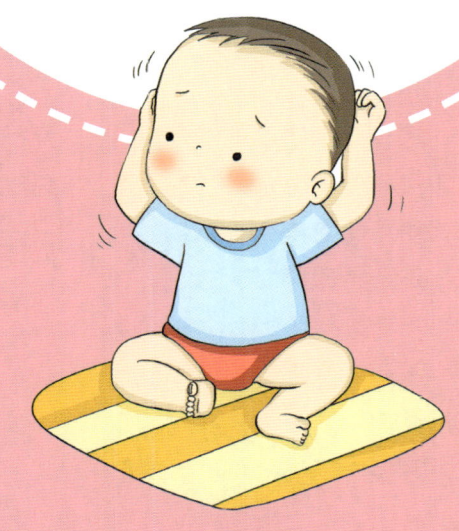

● 绕得开的食物过敏

孕期不吃易过敏的食物，可以预防宝宝过敏吗

Q：我是一个孕妈妈，我周围不少朋友和同事的宝宝都过敏了，我很担心自己的宝宝出生后也会出现过敏。有个朋友告诉我，怀孕期间不要吃易过敏的食物，以后宝宝就不会对这些食物过敏了。这种说法靠谱吗？

A：这是一种很错误的说法，现在没有任何研究证实，怀孕期间孕妈妈避食容易过敏的食物可以减少孩子的过敏，所以，孕妈妈千万不要为了不让孩子过敏而避食一些食物，这样不仅不能预防孩子将来食物过敏，还可能导致孕妈妈营养摄入不足，影响胎儿的生长。

胎儿在妈妈肚子里的时候，所有的营养都来自母体，而胎儿获得的营养是通过妈妈的血液传到胎盘里的。如果孕妈妈对某种食物过敏，她的血液中就会有这种食物过敏的记号，但是这种记号会不会通过胎盘传给孩子，现在还没有确切的研究结果。不过总体来说，胎盘的通透性不是很好，所以过敏的这种记号通过胎盘传给孩子的机会并不多。

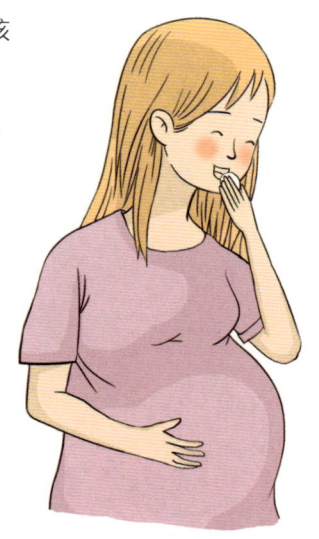

那么，从预防食物过敏的角度考虑，如何来安排孕期的食物呢？孕妈妈如果怀孕之前对某些食物过敏，在怀孕期间就先不要吃了，孕妈妈之前没有过敏的食物，则完全没有必要担心会引起孩子过敏而避食。

母乳没下来之前怎么喂宝宝

Q：我的宝宝马上就要出生了，听说妈妈刚生产完还没有奶，要过个一两天奶才能下来。都说最好让宝宝第一口喝母乳，可以预防宝宝过敏。可是，宝宝一两天吃不到东西，会不会饿坏了？

A：这位妈妈的担心很多新妈妈都有，孩子刚出生，妈妈的奶还没下来，饿坏了孩子怎么办？沉不住气的家长终于还是给孩子喝了配方粉。

其实，孩子刚出生时，脂肪是灰色脂肪（也叫棕色脂肪），这种灰色脂肪能够维持孩子至少3天的能量，正常情况下，不用过于担心他会饿坏。孩子出生之前，肺里都是水，出生后，他要通过哭来使肺里的水尽早被吸收，所以他哭并不都是因为饿了。但家长往往因为爱子心切，急于加配方粉，使很多孩子失去了第一口吃母乳的机会，从而增加了过敏的机会。

宝宝出生后体重下降

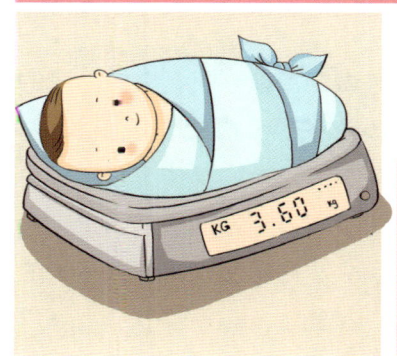

体重下降没有超过出生体重的7%	可以继续等待母乳
如果体重下降超过出生体重的7%	可以给他添加配方粉，最好选用部分水解蛋白配方粉，因为部分水解蛋白配方粉有预防过敏的作用。

● 绕得开的食物过敏

为什么喝母乳的宝宝也会长湿疹

Q：我的宝宝4个多月了，最近他的小脸蛋上长了好多湿疹，红红的，听人说，宝宝长湿疹都是过敏引起的。我一直给宝宝喂母乳，宝宝从来没有接触过配方粉，也没开始添加辅食，为什么宝宝也会过敏而长湿疹呢？

A：在这里想要提醒家长两点：

第一，虽然食物过敏的表现之一就是长湿疹，但不是所有的湿疹都是过敏引起的。

第二，要搞清楚孩子长的是不是湿疹，这才能够判断孩子是不是有过敏的可能。

孩子起疹子，不一定就是湿疹，不要认为只要是疹子就是湿疹，就跟过敏有关。虽然我们希望家长平时要关注孩子是否有食物过敏的表现，但也不要过于紧张，一有疹子就判断是过敏。有的家长看到孩子长了疹子，就拿含有激素的湿疹膏给孩子用，如果孩子的疹子有了好转，家长就认为是湿疹，因为湿疹膏管用。其实，即使孩子的疹子抹了湿疹膏有好转，也不能就此判断孩子长的是湿疹。

孩子长疹子，家长可以自己先来做个简单判断，看看孩子的疹子是一粒粒的还是一片片的，摸摸疹子的手感是不是粗糙，洗个热水澡，看看孩子的疹子颜色有没有变红。如果疹子是一粒粒的，也不粗糙，洗澡后颜色无变化，就可能不是湿疹。如果家长自己无法判断，可以带着孩子去看医生，由医生来判断孩子长的是什么疹子。

这位妈妈一直是母乳喂养，孩子没有接触过配方粉，也没有吃过辅食，那么，食物过敏的可能性并不大。孩子的脸蛋上有疹子，多半是热疹，也就是痱子。这是因为虽然室内温度可能并不高，孩子穿得也不多，孩子不应该长痱子。可是，妈妈需要频繁地给孩子喂奶，喂奶是一件很累人的体力活，出汗比较多，孩子吃奶时脸是贴在妈妈身体上的，汗液自然就会粘在孩子脸上，而且孩子的脸与妈妈的皮肤接触，本身也会使皮肤温度增高，所以小脸蛋上就容易长痱子了。以后每次喂完奶，用湿毛巾给孩子把脸擦干净，孩子就不会长痱子了。

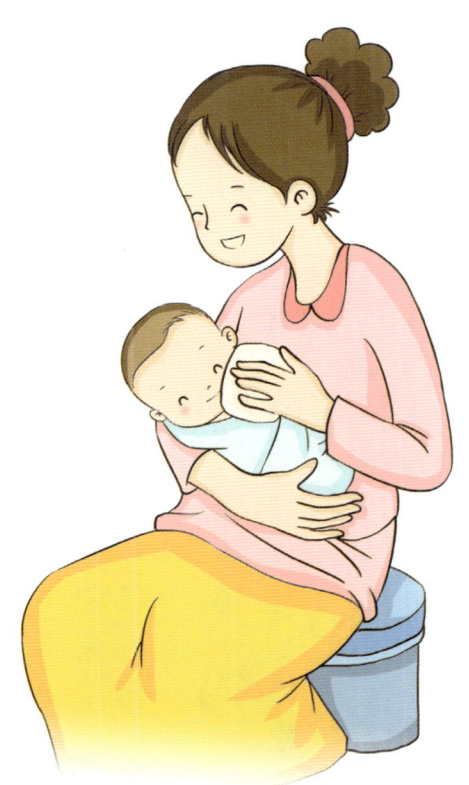

宝宝是母乳喂养，为什么会出现牛奶蛋白过敏

Q：我的宝宝现在2个多月了，是母乳喂养，她喝我的奶，却出现了过敏。大家都说母乳喂养的宝宝不容易过敏，为什么我的宝宝却对母乳过敏了？

A：都说母乳喂养的孩子不容易过敏，其实正确的表述应该是纯母乳喂养的孩子不容易过敏。什么是纯母乳喂养？是指孩子从出生时起，第一口喝的是母乳，随后也一直是母乳喂养，这才能称为纯母乳喂养。而现在出现了一个新词，叫全母乳喂养，全母乳喂养是指孩子出生后头一两天喝的是配方粉，妈妈的奶下来后才停掉配方粉，一直喂母乳。

纯母乳喂养和全母乳喂养是有本质区别的，区别就在于是否经历过配方粉的刺激。纯母乳喂养的孩子从出生一直都没有接触过配方粉，也就是说，没有接触过异性蛋白的刺激，所以这样的孩子很少过敏。而全母乳喂养的孩子，现阶段虽然喝的都是母乳，但在接触母乳之前，先接触了配方粉，也就是说，早期曾受到了异性蛋白的刺激。如果经历了配方粉刺激，很可能会对配方粉过敏，而配方粉中的某些

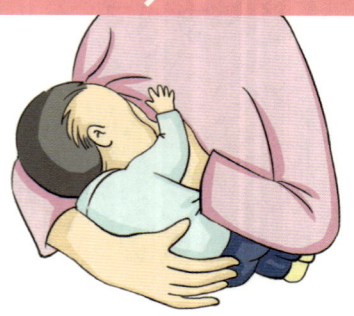

纯母乳喂养的孩子从来没有接触过配方粉，没有受到过异性蛋白的刺激，所以这样的孩子很少过敏

第六章 **食物过敏** 热点问题

全母乳喂养

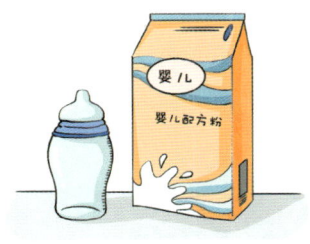
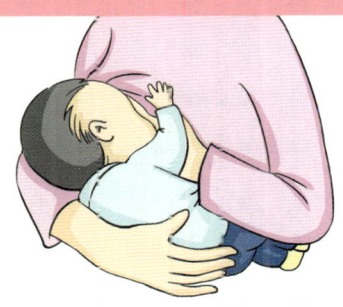

1. 全母乳喂养的孩子，现阶段虽然喝的都是母乳

2. 在接触母乳之前，先接触了配方粉

3. 早期受到了异性蛋白的刺激

成分与母乳中的某些成分相同，孩子出现了交叉过敏，所以对母乳也过敏了，这种情况叫母乳喂养下的牛奶蛋白过敏。

由此可见，孩子出生后，第一口喂的是母乳还是配方粉，对他今后是否容易出现过敏非常关键。我们鼓励的是纯母乳喂养，这样不仅能让孩子早早接触到少量细菌，尽早帮助肠道菌群建立起来，也能避免孩子过早接触配方粉，使孩子受到异性蛋白的刺激，而埋下过敏的种子。

另外，孩子出现过敏，除了考虑母乳喂养下的牛奶蛋白过敏，还要考虑其他因素引发的过敏。比如孩子是否加了维生素D，有没有吃液体钙，有没有补充多种维生素，孩子有可能是对这些补充剂中的某些成分过敏了。此外，还有可能是孩子这段时间感冒，吃了一些药，可能对药物或药物中的添加成分过敏。

对于母乳喂养出现过敏的孩子，家长一定要慎重对待，及时看医生，寻找孩子真正过敏的原因，千万不要在没有找到原因之前就轻易停掉母乳，母乳一定是最适合孩子的食物。

拒喝配方粉是牛奶过敏吗

Q: 我的宝宝7个半月了,以前一直是母乳喂养。但是因为我的产假休完,准备上班了,所以我给宝宝断了奶,让他改喝配方粉。可是宝宝一喝配方粉就用舌头往外顶,不愿意喝,这种情况是不是表示宝宝对牛奶过敏了?

A: 孩子喝配方粉往外顶,单凭这一种表现不能判断孩子是不是对牛奶过敏了。如果孩子在拒绝配方粉的同时还有口周红肿的情况,而且孩子的咽部、喉部和舌头都有水肿,这些就说明孩子出现了口过敏综合征,是对牛奶蛋白过敏了,要立刻停止喂普通配方粉,换成深度水解蛋白配方粉或氨基酸配方粉。

如果孩子仅仅是拒绝配方粉,没有口周红肿的表现,也没有其他不适状况。那么就不是牛奶蛋白过敏,需要找找其他方面的原因。

这位妈妈以前是一直给孩子喂母乳,最近因为要上班而给孩子断奶了,孩子本来接受奶瓶就有个过程。如果这时是妈妈用奶瓶给他喂奶的话,孩子可能是不习惯这种新的喂养方式,所以会有抗拒。在给孩子断奶的过程中,最好由家里其他人用奶瓶给孩子喂奶,而在喂奶的时候,妈妈最好回避一下,让孩子专心喝奶,避免孩子看到妈妈就想让妈妈喂母乳。

孩子如果实在不愿意用奶瓶喝奶,可以尝试着用小勺喂他喝,用奶瓶不是孩子必须经过的阶段。换一种喂养的方式,也许他就能更快地接受配方粉了。

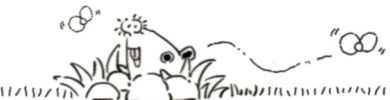

为什么过敏宝宝喝部分水解蛋白配方粉会拉肚子

Q：我的宝宝现在4个月了，他从30天左右开始大便带血，到医院检查，是牛奶蛋白过敏，此后一直喝氨基酸配方粉。他的过敏症状消失后，我就给他换成了部分水解蛋白配方粉，结果他又有点拉肚子了，这是为什么？

A：氨基酸配方粉是植物氨基酸混合配方，不含一点牛奶成分，属于无牛奶配方，适用于牛奶过敏的诊断和重症牛奶蛋白过敏的治疗。深度水解蛋白配方粉为牛奶蛋白经工业化加工后的短肽配方，属于牛奶配方，适用于牛奶过敏的治疗，但没有诊断的作用。

深度水解蛋白配方粉和氨基酸配方粉营养均衡，都能满足婴幼儿的生长需要，可以作为牛奶过敏时回避牛奶期间的营养保障。它们与部分水解蛋白配方粉有两个不同：

蛋白质水解的程度不同

氨基酸配方粉不含牛奶成分，深度水解蛋白配方粉比部分水解蛋白配方粉的蛋白质水解程度要高，所以深度水解蛋白配方粉和氨基酸配方粉可以治疗牛奶蛋白过敏，而部分水解蛋白配方粉只能预防牛奶蛋白过敏，也可以作为牛奶蛋白过敏好转期间的过渡食品。

是否含有乳糖

氨基酸配方粉和深度水解蛋白配方粉都不含乳糖，而部分水解蛋白配方粉是含有乳糖的。如果孩子换用了部分水解蛋白配方粉再次出现腹泻，除了考虑对牛奶蛋白耐受不好以外，还要考虑乳糖不耐受。建议家长带孩子到医院做个检查，看孩子是牛奶蛋白不耐受还是乳糖不耐受，根据孩子的情况再调整喂养方案。

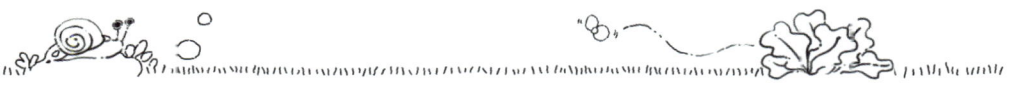

羊奶比牛奶不容易过敏吗

Q：我家宝宝对牛奶过敏，前几天，朋友让我给宝宝试试羊奶，说羊奶不如牛奶那么容易过敏。这样的说法科学吗？我想让他试试羊奶，又担心喝了羊奶宝宝还是过敏，这不是又受一次罪？

A：孩子对牛奶过敏，千万别有换成羊奶试试的想法，因为羊奶与牛奶的蛋白相似率很高，二者之间没有本质的区别，对牛奶过敏的孩子，大部分都会对羊奶过敏，所以改喝羊奶很难解决牛奶过敏的问题。

要想预防孩子牛奶过敏，妈妈要尽可能母乳喂养。多让孩子吸吮乳房，可以刺激乳房分泌乳汁。如果母乳确实不够或妈妈因为各种原因无法进行母乳喂养，可以选择部分水解蛋白配方粉。部分水解蛋白配方粉中的牛奶蛋白经过了水解，蛋白的分子量比普通牛奶蛋白小了很多，可以降低牛奶蛋白的致敏性，预防孩子出现牛奶蛋白过敏。

在6个月以前，如果需要添加配方粉，建议使用部分水解蛋白配方粉，等到孩子6个月以后，再逐渐换成普通配方粉。在这个过程中，孩子对牛奶蛋白的接触由少到多，刺激由小慢慢变大，孩子经历这样的食物耐受过程，有了缓冲，就可以让体内的免疫系统慢慢接受牛奶蛋白，减少牛奶蛋白过敏的机会。如果一下子就接触大分子的牛奶蛋白，异性蛋白的刺激过于强烈，就可能导致孩子出现过敏。

鲜牛奶比配方粉更容易过敏吗

Q：宝宝出生后，我一直给他喂母乳。现在宝宝4个月了，我也准备上班了。我想给他尝试配方粉，可是婆婆说应该给宝宝喂鲜牛奶，因为鲜牛奶没有防腐剂。我虽然知道应该选择配方粉，但确实也不知道为什么1岁以内的宝宝不能喝鲜牛奶，是因为鲜牛奶更容易导致宝宝过敏吗？

A：母乳对于婴儿来说是最优质的、无可替代的食物。如果母乳真的不足，或者孩子因为各种各样的问题，无法做到纯母乳喂养或不能进行母乳喂养时，建议首选婴儿配方粉，不宜选择鲜牛奶。这样做一方面是从营养的角度考虑，另一方面是从过敏的角度考虑。

婴儿配方粉是能够满足婴儿生长发育所需要的全部营养素的配方粉，而较大婴儿配方粉能在膳食多样化的基础上保证孩子生长发育所需的营养。虽然婴儿配方粉不如母乳营养全面，消化吸收也不如母乳好，但配方粉中除了含有牛奶蛋白，还添加了孩子生长发育所需要的一些营养素，可以满足孩子生长发育的需要。

鲜牛奶中所含的矿物质比人乳多3～3.5倍，所含的钙磷比例也不够协调，蛋白质相对含量高，使得肾脏功能发育还不完善的孩子肾脏的溶质负荷增加，会对肾脏造成损害。此外，鲜牛奶缺乏免疫因子，营养素的比例不当，乳糖含量低，其营养含量也不适合用于喂养孩子。

从预防过敏的角度考虑，也不建议1岁以内的孩子喝鲜牛奶。鲜牛奶中所含的蛋白质完全没有经过任何处理，孩子的胃肠功能还没有发育完善，所以很难消化和吸收鲜牛奶，更容易导致腹泻、食物不耐受或者食物过敏。所以，妈妈应该尽量给孩子喂母乳，实在没有办法继续母乳喂养，要给孩子选择配方粉。

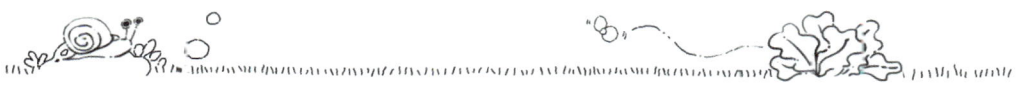

哺乳妈妈吃鸡蛋会增加宝宝过敏的风险吗

Q：我的宝宝快满月了，一直是母乳喂养。我喂奶的时候没有什么忌口，什么都吃，可是我妈妈说，我最好不要吃鸡蛋和鲜牛奶，否则会增加宝宝对鸡蛋、牛奶过敏的风险，是这样吗？

A：哺乳妈妈能不能吃鸡蛋和牛奶，要看妈妈本身对鸡蛋和牛奶的接受度如何。如果哺乳妈妈平时就能吃鸡蛋和牛奶，而且吃了以后没有任何不适，那就可以照常吃，不会增加孩子对牛奶和鸡蛋过敏的风险。如果妈妈以前吃鸡蛋和牛奶就有过敏的现象，那就要考虑先停下来了。

哺乳妈妈在母乳喂养期间，要保证食物的种类和量的充足，这样就能够保证孩子可以获得充足而全面的营养。哺乳妈妈不光要注意食物的多与少，还要注意食物的丰富性，建议母乳喂养的妈妈每周要吃50种食物，通过食物搭配使母乳中的营养素尽可能提高。只要妈妈能够耐受，就不要顾虑孩子可能会对哪些食物过敏而避食这些食物。因为避食并不能预防孩子的食物过敏，反而会使食物种类过于单一，还可能导致哺乳妈妈的营养摄入不均衡，那孩子也将无法获得充足的营养。

即使妈妈不过敏，孩子也有可能对某些食物过敏，这与孩子过早接触配方粉、环境过于清洁无菌以及不合理使用抗生素都有关系，与妈妈的饮食没有太大关系。

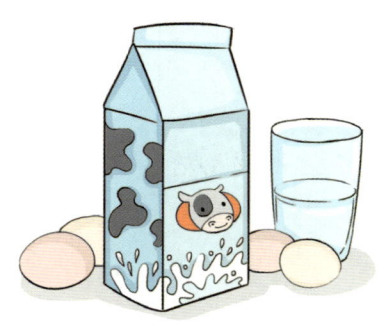

宝宝对大豆过敏，哺乳妈妈还可以吃大豆吗

Q：我的宝宝对大豆过敏，不能吃大豆和所有含大豆的食物。我现在还在喂母乳，自从宝宝查出来大豆过敏，我自己也不敢吃大豆类食物了，生怕吃了以后通过乳汁传给宝宝，导致宝宝过敏。我确实不能吃大豆类食品了吗？

A：对于乳汁到底会不会将过敏原传给孩子，现在是有争议的。认为母乳不可能引起过敏的研究者认为，母乳和血液一样，是人体产生分泌出来的，不是食物转换来的，所以母乳和血液当中不应该含有原始食物的成分，妈妈吃了孩子会过敏的食物不会通过乳汁传导给孩子。但是，在临床中确实有这样的情况，妈妈只要吃了孩子过敏的食物，给孩子喂母乳后孩子就会长湿疹；而妈妈停掉这种食物后，孩子的湿疹也消失了。因此也有一部分研究者认为，母乳中会含有一些食物的成分，这些成分有可能导致孩子出现食物过敏。

既然有哺乳妈妈吃了孩子过敏的食物导致孩子过敏的情况，我们还是建议妈妈在母乳喂养时可以根据孩子的表现来决定是否吃那些孩子过敏的食物，但是要格外注意观察。如果妈妈吃了孩子过敏的食物，孩子没有出现过敏的症状，可以继续吃这种食物。如果孩子出现过敏症状，就不要再吃这种食物了。

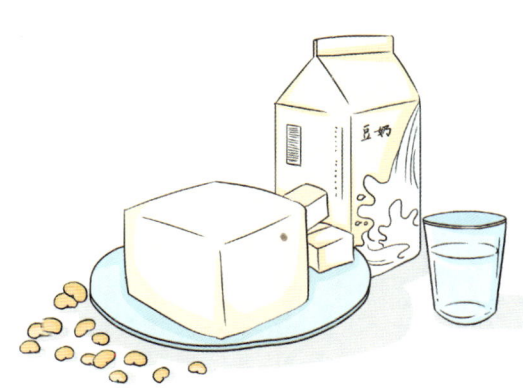

添加新食物时，可以吃以前吃过的食物吗

Q：我的宝宝已经开始加辅食了，保健医生建议，辅食一次只能加一种，宝宝没有出现过敏才能加另一种。那么，添加新食物的时候，以前的旧食物还可以吃吗？

A：给孩子加辅食的时候，建议一次加一种，指的是以前没有接触过的新食物，并不是说一次只能吃那一种食物，其他的食物都要停下来。只要是以前吃过的并且没有出现过敏反应的，还可以照样吃。

添加新的食物后，如果孩子能顺利接受，那么这种食物就是孩子的基础食物，可以与新的食物一起吃。比如刚开始添加辅食的时候，给孩子添加米粉，吃了3天后，孩子能顺利接受，米粉就不再是新食物了。下次再添加，就是在米粉的基础上再加一种食物，而不是停吃米粉，改吃另一种食物。这样孩子的食物品种才能越来越丰富，营养摄入才能全面。

孩子已顺利接受的食物，也没有必要天天吃甚至顿顿吃。有的家长认为，孩子能接受的食物都应该给他每天吃，这样才能获得充足的营养。孩子接触的食物少的时候，这种做法还可能实现，随着孩子接触的食物越来越多，不可能也无法做到每顿饭或每天都吃他吃过的所有食物，这样会让孩子感觉食物口味过于单一。我们可以今天吃这几种，明天换那几种，只要是吃过的食物，怎么搭配都可以的。

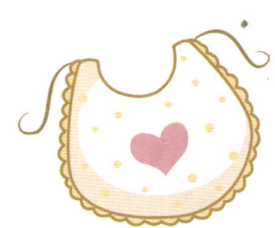

妈妈过敏了，还能喂母乳吗

Q：我的宝宝6个月了，是母乳喂养。我这两天过敏性鼻炎犯了，而且还长了荨麻疹，这种情况还能继续喂母乳吗？

A：母乳喂养的妈妈通常都很在意自己的饮食，知道自己吃哪些食物会过敏，在哺乳期间都会选择回避这些食物。只要哺乳妈妈没有出现食物过敏的反应，就可以继续母乳喂养。

妈妈出现过敏性鼻炎和荨麻疹，要积极寻找过敏的原因，查找过敏原，并及时停掉过敏食物，而不要只想到给孩子停母乳。即使是妈妈吃了某种食物而导致了过敏，继续母乳喂养也不一定会导致孩子出现过敏，因为孩子过敏与妈妈过敏的情况并不完全一致。但是，在继续母乳喂养的同时，要观察孩子有没有类似过敏的反应。

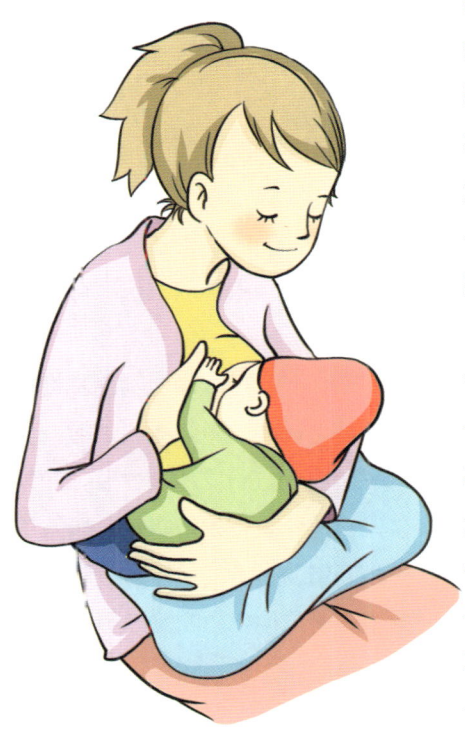

有的哺乳妈妈对孩子出现食物过敏很内疚，总觉得是自己通过乳汁传给孩子的，对自己的饮食也是小心又小心。其实，并不是妈妈先过敏，孩子才会过敏。有的妈妈不过敏，孩子照样会过敏，这与孩子过早接触配方粉、环境过于干净等多种因素都有关系。所以，哺乳妈妈不必过于自责，也不要轻易停掉母乳。

为什么停吃鸡蛋后过敏症状仍没有缓解

Q：我家宝宝对鸡蛋过敏，医生建议我们给他停掉鸡蛋。已经停了2个星期鸡蛋了，可宝宝的过敏症状仍然没有缓解，这是为什么？停吃1个月后是不是就可以再试着让他吃一点鸡蛋了？

A：孩子对某种食物过敏，不仅要停吃这种食物，而且要特别关注含有这种食物的相关成分的所有食物都不能吃。这就说明孩子对鸡蛋过敏，不仅不能吃鸡蛋，而且含有鸡蛋成分的所有食物，比如小点心、鸡蛋面、蛋黄酱等都不能吃。所以，在给孩子挑选食物时，家长要注意看食物的成分是不是含有鸡蛋。只停吃鸡蛋，而没有停掉一切含有鸡蛋成分的食物，过敏症状就不会得到缓解。

孩子对一种食物过敏，要完全躲避这种食物至少3~6个月。有的家长认为，孩子正处于快速生长的阶段，3~6个月不吃鸡蛋或不喝牛奶，营养会不会跟不上？能不能少停些时间？家长往往只想到孩子的营养问题，却没有意识到过敏本身对孩子身体的损伤有可能是无法逆转的。

孩子对某种食物过敏，不能吃这种食物，可以通过别的食物获得营养，任何一种食物的营养都不是不可替代的。牛奶蛋白过敏，可以给孩子换成氨基酸配方粉或深度水解蛋白配方粉。加辅食后，如果对鸡蛋过敏，可以用其他肉类辅食来代替。两者相权取其轻，千万不要因为担心孩子不吃鸡蛋就没有营养，而冒着过敏的风险继续给他吃，这样对他身体造成的损伤，要比不能获得这种食物的营养严重得多。

怎么知道腹泻、便秘是过敏引起的

Q：我家宝宝经常出现腹泻和便秘，我一直认为是他的胃肠不太好。最近带他去看医生，医生却说，宝宝的腹泻和便秘可能是过敏引起的。很多宝宝都会出现腹泻或便秘，怎么知道是不是过敏引起的？

A：过敏的主要表现之一就是出现消化道症状，但过敏的消化道症状有一个特点，就是它不具有特异性，也就是说，腹泻、便秘是过敏的消化道症状之一，但腹泻和便秘并不全是过敏引起的，其他原因也可能导致腹泻和便秘。

家长可以这样来做个初步判断：

- 孩子出现频繁的腹泻、便秘。
- 体重增长缓慢。

具备以上这两条，就要考虑孩子的腹泻、便秘是过敏引起的。

孩子对某种食物过敏，消化道会受到损伤，通常表现为腹泻、便秘、呕吐、便血，肠道受到损伤后，孩子的消化功能肯定会受到影响。如果发现不及时，仍然给孩子吃过敏的食物，时间长了就会影响到孩子的营养消化和吸收，导致孩子的营养摄入不足，体重和身长的增长自然会变缓慢。

孩子偶尔有一次腹泻或便秘，一般不会去考虑他是不是食物过敏了。如果孩子时有腹泻或便秘，但他的体重和身长都增长得很好，生长曲线正常，那么，他的腹泻或便秘也可能是其他原因导致的，需要找医生进一步判断。孩子经常出现消化道症状，同时生长缓慢，这两种情况同时出现，就要警惕有食物过敏的可能。

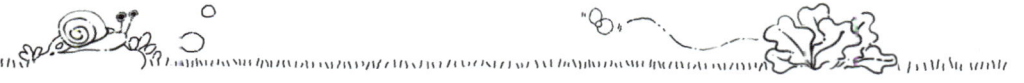

湿疹好了，为什么还挠头

Q：我儿子5个月了，以前头上长有湿疹。最近他的湿疹基本上好了，平时看没有明显的红色疹子。但是，他似乎还是很痒，因为他经常挠头，有时头都挠破了，看着都心疼，会不会是湿疹还没彻底好？

A：家长首先要确定孩子的湿疹是不是完全好了。家长往往有误区，觉得孩子皮肤没什么异常了，就都好了。其实，湿疹和痱子是不一样的，湿疹有隐蔽性，在孩子不活动、不洗澡的时候，湿疹的颜色与正常皮肤是一样的，所以家长会误以为孩子已经好了。

要确定孩子的湿疹是不是完全好了，可以给他洗个热水澡，如果洗澡之后头上的皮肤颜色没有发红，才能说他的湿疹已经完全好了。如果还有发红的地方，说明湿疹并没有完全好，还要继续用药，直至洗澡之后湿疹处的皮肤不再发红。

孩子经常挠头，并不一定是因为头痒，孩子在用他的小手探索世界，小手能摸到的、能抓到的，他都感兴趣。所以，家长会发现，孩子喜欢揪耳朵、抠鼻子、抠嘴、拍头，这和头痒不痒、湿疹好没好没有什么关系。

孩子的小手没轻没重，有时会把自己挠疼或挠出血印，家长很心疼。其实，孩子抓挠自己，家长的疼多过于孩子。孩子6个月以前，神经末梢的发育还不成熟，对疼痛并不敏感，即使抓出血印也不觉得疼。所以，孩子经常挠头既不代表他的头真的很痒，也不能由此判断他的湿疹还没完全好。

湿疹都是过敏引起的吗

Q：我的宝宝最近长湿疹了，听小区里的其他妈妈说，宝宝长湿疹都是过敏引起的，让我赶紧找找宝宝到底是对什么过敏。可是最近我没给宝宝加什么新的食物，也没有吃什么药，想不通为什么宝宝会过敏。到底是不是所有的湿疹都是过敏惹的祸？

A：正常情况下，皮肤是不会出现湿疹的。当皮肤出现湿疹时，可能有几个方面的原因，比如皮肤受外界的刺激，吃的东西不恰当引起了食物过敏，也有可能和孩子的皮肤发育有关，所以不是所有的湿疹都是过敏引起的。

但是，如果孩子的湿疹经常反复，而且难以完全治愈，用了湿疹膏就见好，一停药又开始出现，这种情况就要想到是过敏引起的。因为过敏的皮肤表现就是湿疹，如果没有及时发现孩子的过敏，就不能从孩子的食物中或者吸收物中祛除那些可能导致他过敏的东西，身体受到过敏物的反复刺激，没有从根本上回避过敏原，湿疹就很难治好。

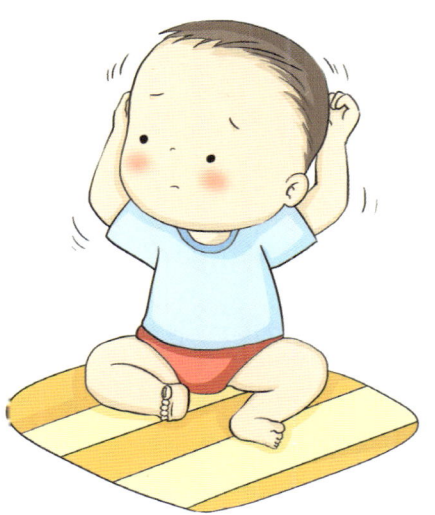

如果孩子出现反复发作、难以控制、总也断不了根的湿疹，一定要考虑到他有过敏的可能，要根据孩子的饮食起居情况积极寻找过敏原。一定不能对时好时坏的湿疹掉以轻心，以免孩子的过敏越来越严重，控制起来就会越来越困难。

宝宝经常长痱子，和过敏有关系吗

Q：我的宝宝快1岁了，他经常长痱子，一片下去另一片又起来，我想知道他长痱子是不是和过敏有关系？

A：如果孩子长的是痱子，不管是多是少，都和过敏没有关系。但关键问题是，先要搞清楚孩子长的到底是痱子还是湿疹。有的家长带着孩子来到诊室看痱子，经过医生检查，孩子实际上患的是急性湿疹。那么，怎么区别痱子和湿疹呢？下面的方法可以帮助家长做出判断。

痱子是一颗颗独立存在的，湿疹是一片片的

痱子是因为孩子出汗后没有及时擦掉或清洗，皮肤毛孔被堵塞住，汗液或者分泌物排不出来，所以，皮肤上会有顶出来的一些小包，出现非常小的针尖样的皮疹，这些皮疹就是痱子。痱子的基底是红色的，它可以有很多，但它又是独立的一颗颗疹子，如果要是仔细数的话，是可以数出来它的个数的。

湿疹主要是过敏引起的，它会使皮肤受损，使皮肤出现脱屑、裂口、渗水，如果在显微镜下观察，能够看到湿疹的裂口。湿疹是一片片地出现，完全没有办法数出来它到底有几颗。

痱子摸起来不粗糙，湿疹摸起来像砂纸一样粗糙

痱子是一颗颗的独立疹子，所以，它摸起来虽然是疙疙瘩瘩的，但并不感觉粗糙，即使痱子化脓了，出现了脓疱疹，摸起来也是软的，也没有粗糙的手感。而湿疹因为会脱屑，皮肤表层受

到损伤，所以摸起来像砂纸一样，很麻、很粗糙。湿疹破溃后，摸起来也是硬的。

湿疹遇热会变红，痱子任何时候都与皮肤颜色不同

痱子的基底一般是红色的，任何时候它都与皮肤的正常颜色不一样。湿疹的基底可能发红，也可能与皮肤的正常颜色一样。但是，湿疹有个特点，就是遇热会变红，所以，要想知道孩子的湿疹范围，给他洗个热水澡就知道了。为什么湿疹遇热会变红？因为湿疹有脱屑，会使局部皮肤变薄，皮肤变薄后，皮下血管的颜色就变得明显了，所以湿疹处的皮肤会发红。

家长可以给孩子洗个热水澡，看看孩子长的到底是痱子还是湿疹，然后才能找到正确的处置方法。

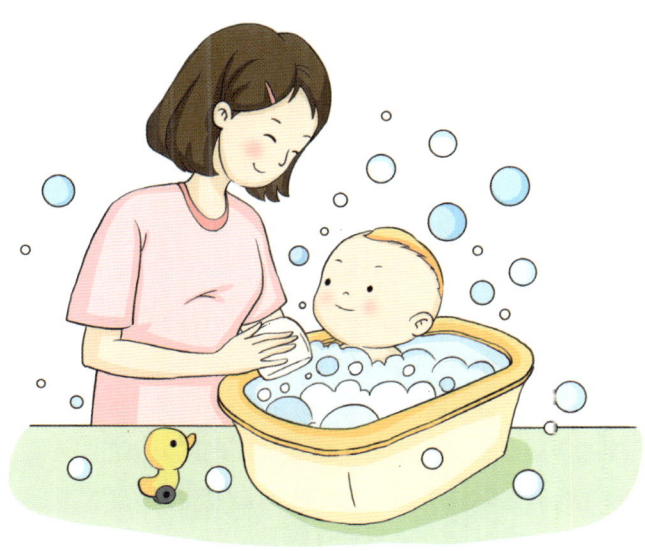

● 绕得开的食物过敏

过敏的宝宝是不是免疫力比较差

Q：我的宝宝现在1岁多了，生长发育都很好，身长和体重都是中上水平，能吃能睡，真没让我们操心。可是他偏偏有过敏，是不是因为免疫力差啊？可是他很少生病，邻居的小朋友经常感冒，人家却不过敏，真郁闷！

A：这是很多家长的一种误解，认为孩子是因为免疫力差才过敏的。其实，过敏是孩子免疫力强的一种表现，准确地说，是免疫力异常增强的表现。

为什么说孩子过敏是免疫力异常增强的表现？这还要从孩子免疫系统的发育说起。我们所有的抗体都由B细胞产生，B细胞受到不同的外来物刺激时，会产生不同的抗体（免疫球蛋白），分别为免疫球蛋白A（IgA）、免疫球蛋白G（IgG）、免疫球蛋白M（IgM）和免疫球蛋白E（IgE）。其中IgG、IgA、IgM是抗感染的，而IgE是致过敏的。

如果是细菌刺激了B细胞，B细胞产生的是IgG、IgA、IgM，这些免疫球蛋白可以识别这种细菌，同时杀灭这种细菌，这就是我们所说的提高免疫力。如果异性蛋白刺激了B细胞，由过敏原刺激B细胞产生IgE，黏附在人体内的肥大细胞表面，当再次接触这种过敏原时，就会又一次产生IgE刺激肥大细胞，导致它破溃，释放出组织胺，人体就会出现过敏反应。

可见，无论是抗感染还是致过敏，其实都是抗原与抗体结合时出现的反应。因为免疫系统是要不断向前发展的，不是走抗感染这条路就是走致过敏这条路，只不过刺激物不同，它走的路线就不同。当细菌多时，免疫系统就要花比较多的精力来对付它，走的就是抗感染那条路；而过敏原多时，免疫系统就得走致过敏那条路。当免疫系统没有或很少受到细菌的刺激，它就会把所有的力量都用来对付过敏原，力量大了，用力过猛，就出现了免疫力异常增强的表现。

　　有这样一种现象，农村的孩子得感染性疾病的多，却很少过敏。而城市的孩子很少得感染性疾病，患过敏的却比较多。这就是因为农村相对来说环境比较差，细菌多，所以当地孩子体内的免疫系统主要是走抗感染的路，大部分精力用来对付感染。而城市的环境很干净，细菌很少，孩子不需要过多抗原免疫系统去对付细菌。但免疫系统是要发展、要往前走的，没有细菌，抗感染的路走不通，就只好往致过敏那条路走了，只要有一点点的异性蛋白出现，它都高度敏感并全力抗击，所以城市里过敏的孩子越来越多。

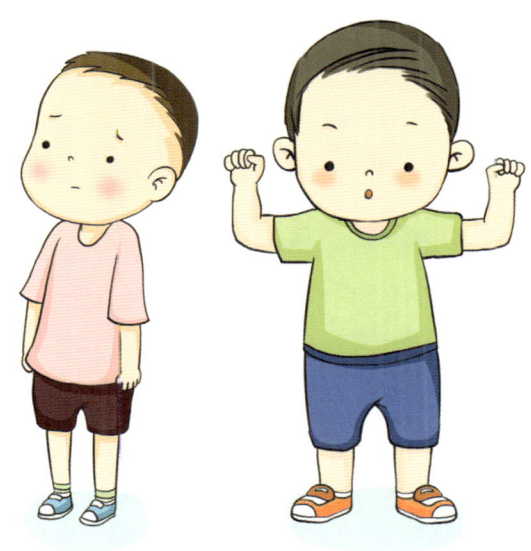

父母不过敏，为什么孩子会过敏

Q：都说过敏是会遗传的。可是，我和宝宝的爸爸都没有食物过敏的历史，照理说我家宝宝没有过敏的遗传基因，可是偏偏他却对牛奶蛋白过敏，真不知道这是为什么。

A：过敏的遗传性很明显，有调查显示，如果夫妻双方都有过敏史，他们的孩子80%会过敏。夫妻双方中的一方过敏，他们的孩子50%会过敏。夫妻双方都不过敏，他们的孩子也有15%过敏的机会。

孩子过敏，除了基因遗传的原因，还有表观遗传的原因。什么是表观遗传？

比如我们种了两棵一样品种的树苗，如果让它们自然生长，两年之后，这两棵树的外表都是接近三角形的形状。但如果在种树苗的时候把其中一棵树苗的树尖剪掉，两年之后我们会发现，它们的形状不一样了，没有剪掉树尖的那棵树是接近三角形的形状，而被剪掉树尖的那棵树，则长成了接近梯形的形状。因为形状虽然不一样，但树的品种并没有变，只是因为后天的刺激因素造成了最后表形的不同，这就是表观遗传。

孩子过敏，表观遗传往往会被家长所忽略。很多过敏的家长并没有发现到底是什么导致自己过敏的，所以他们在喂养过程中会无意识地引导孩子在生活中沿袭他们的生活习惯和饮食习惯，最后导致孩子过敏。而那些不过敏的家长，虽然他们没有带给孩子过敏的遗传基因，但因为生活环境的改变，家里过于干净，或者孩子过早添加配方粉，结果没有过敏遗传基因的孩子也出现了过敏。可见，不管有没有过敏遗传基因，孩子都有可能出现过敏。所以，家长要从生活方式、饮食习惯和食物选择上做出调整，预防孩子出现过敏。

增强体质、强身健体可以预防过敏吗

Q：我的宝宝牛奶过敏，我们很想知道怎样才能帮助他改善过敏问题。现在我们坚持每天让他锻炼身体，希望能增强他的体质，起到缓解和预防过敏的作用。不知道这种方法是否有效。

A：增强体质、强身健体会促进孩子的心肺功能、肌肉的运动能力以及人体反应能力的提高，但孩子过敏不是因为体质弱导致的，所以，通过增强体质和强身健体并不能起到缓解和预防过敏的作用，二者是不相干的。

我们要是把过敏想成是一种病，就很容易想到增强体质就不会得病。其实，严格意义上说，过敏不是一种病，也不是一类病。它是人体免疫发育异常的一种状况，是人体的一种病理现象。所以，不能通过增强体质、强身健体来预防过敏。很多时候我们发现，长得高高大大的孩子很少生病，却出现了过敏。而长得瘦弱的孩子经常生病，他却不过敏。

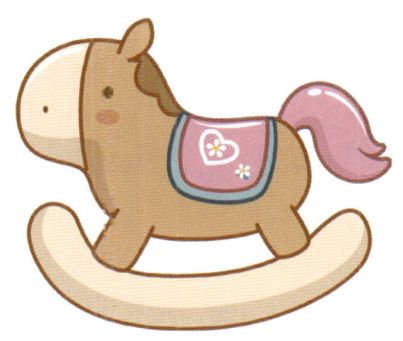

不过，家长想通过增强体质、强身健体来缓解过敏，也不是一点道理都没有。在某些情况下，加强锻炼、增强体质可以间接地缓解过敏的情况，比如患哮喘的孩子可以通过吹哨的方法来锻炼肺功能，而肺功能的提高，对控制哮喘的发作有一定的作用。当然，这种方法是不能根治哮喘的。

1岁以后就不容易食物过敏了吗

Q：我的宝宝对鸡蛋过敏，我平时要很小心地避免让他接触鸡蛋。听说孩子1岁以后，吃新的食物就不像小时候那么容易过敏了，是不是真的？真希望孩子以后能痛痛快快地吃各种食物！

A：1岁并不是一个分水岭，也不是一个转折点，不是说孩子1岁以内容易食物过敏，过了1岁就不会对食物过敏或情况会好转很多。

孩子1岁以后添加新的食物是不是不容易过敏，和他1岁以内是否出现过食物过敏有关系。如果1岁以内孩子没有任何食物过敏的表现，他1岁以后添加新食物就很容易接受，而如果孩子1岁以内出现了食物过敏，即使他满1岁了，添加食物仍然要小心。还是要像1岁以前那样，每次只添加一种新食物，每种新食物要观察3天，没有异常才添加另一种新食物。

如果孩子1岁以内已经出现食物过敏，那么，他的过敏可能会有两个发展方向：一个方向是过敏逐渐好转，另一个方向是过敏越来越严重。现在诊断过敏基本上都是点状诊断，比如家长带着孩子来到医院，要给孩子做过敏原检测，不管是采用什么办法做的检测，医生都会给家长一个过敏检测的数值，以此来判断孩子是不是过敏了。但是这个数值只是静态的判断，并不能说明孩子的过敏是往好转的方向发展还是往严重的方向发展。这就像我站在一座山的中间，距离山顶和山脚都是3000米，我是从山顶往下走到3000米处的，还是从山脚往上走到3000米处的，意义是大不一样。孩子的过敏原检测就像是这个3000米的数值，你无法通过这个检测结果来判断孩子的过敏是处于下坡的状况（越来越轻）还是上坡的状况（越来越重）。

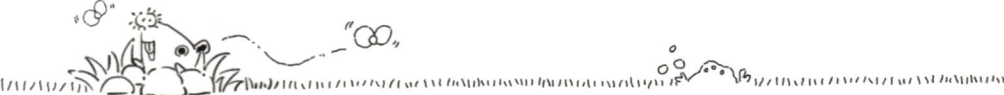

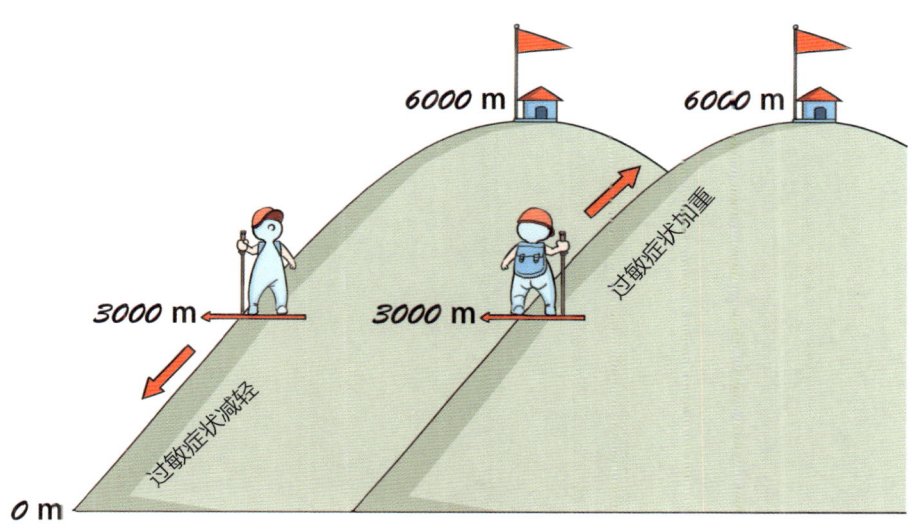

相同的过敏检测数值，不同的含义

如果想知道孩子的过敏是越来越严重还是越来越减轻，建议家长检测过敏原时，要在同一家医院用相同的方法来检测。比如在一家医院给孩子做了过敏原检测，明年再到这家医院，用与之前相同的方法再检测一次，两次的数值做个对比，就能知道孩子的过敏是减轻了还是加重了。因为每家医院检测的方法不完全相同，检测结果的表达方式也不尽相同，如果在不同的医院做检测，将无法做出准确的对比，也就没有参考和判断的意义。

孩子对某种食物过敏的情况越来越轻的话，过一段时间他可能就能接受这种食物了，相反如果过敏越来越严重，那么他可能就无法再接受这种食物了。所以，孩子1岁以后，家长仍然要关注孩子的食物过敏，不要认为孩子大了吃的食物就可以随意了。

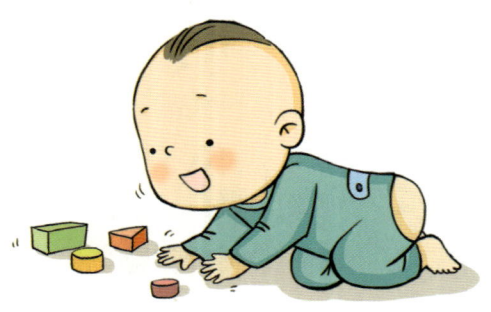

后记

2013年,《父母必读》杂志及父母必读养育科学研究院共同推出"推动自然养育人物"的评选,旨在倡导尊重儿童成长的规律,倡导回归健康自然的养育方式。

那一年,一位医生当之无愧地成为了年度人物。入选理由为:坚持不懈地做医学科普宣传,做儿童健康的坚定守护者,让孩子少吃药、少用抗生素,相信自身免疫力,让无数父母减少了对疾病的恐惧……用信念与勇气、实践与坚持,抚慰着这个时代的育儿焦虑,引领自然育儿风尚。

这位医生是崔玉涛。从2002年,在《父母必读》杂志开设"崔玉涛大夫诊室"栏目起,我们便共同致力于一件事情——儿童健康科普传播。一晃十几年已过,虽然今天传播的介质不断发生着变化,初心却不曾改变。

继"崔玉涛大夫诊室"栏目十年磨一剑的大成之作《崔玉涛:宝贝健康公开课》后,再度碰撞出新的火花——"崔玉涛谈自然养育"。这套书充分体现着一位优秀儿科医生一贯倡导的理念与思维方式:尊重儿童成长的规律,运用科学+艺术的方式让儿童获得身心的健康。

同时,作为彼此理念高度一致、相互信赖的伙伴,在崔玉涛医生的邀请下,《父母必读》杂志、父母必读养育科学研究院为这套丛书注入了一些儿童心理与社会学视角,希望全角度地帮助家长读懂成长中的孩子。

科学+艺术,生理+心理,自然+个性,有温度有方法,真心希望这套图书能够帮助更多的年轻父母穿越育儿焦虑的困境,回归自然的养育方式,充分享受为人父母的旅程。

特别感谢由覃静、柳佳、严芳等组成的编辑团队对本套图书的付出与贡献。

恽梅
《父母必读》杂志主编

父母必读 养育系列丛书

扫一扫，立刻购买

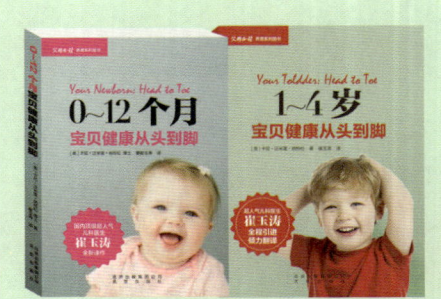

《0~12个月宝贝健康从头到脚》
《1~4岁宝贝健康从头到脚》
超人气儿科医生崔玉涛
全程引进倾力翻译

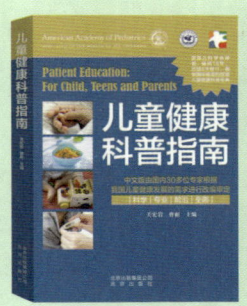
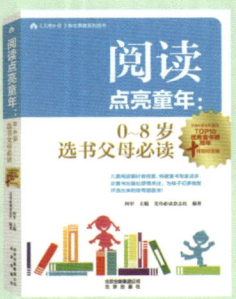
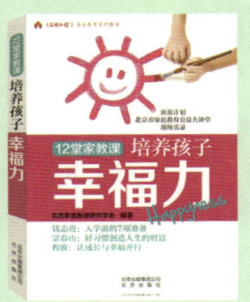

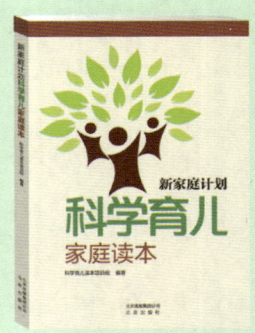
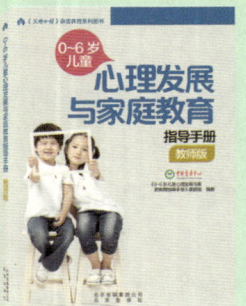
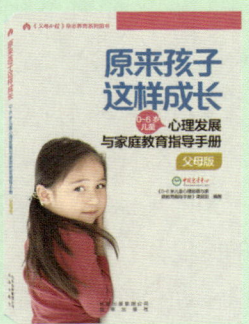